Étude sur les Calculs

de la Prostate

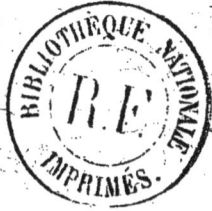

PAR

Le Dr René TARNAUD

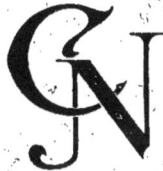

PARIS

ANCⁿᵉ LIBRAIRIE G. CARRÉ ET C. NAUD

C. NAUD, ÉDITEUR

3, RUE RACINE, 3

1901

I
9

Étude sur les Calculs

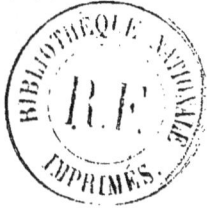

de la Prostate

PAR

Le Dr René TARNAUD

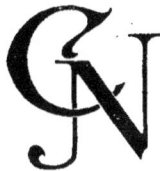

GN

PARIS

ANCne LIBRAIRIE G. CARRÉ ET C. NAUD

C. NAUD, ÉDITEUR

3, RUE RACINE, 3

—

1901

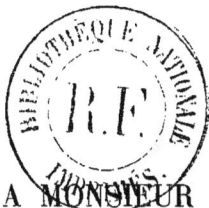

A MONSIEUR LE PROFESSEUR GUYON

PROFESSEUR A LA FACULTÉ DE MÉDECINE DE PARIS

CHIRURGIEN DE L'HOPITAL NECKER

MEMBRE DE L'INSTITUT (ACADÉMIE DES SCIENCES) ET DE L'ACADÉMIE DE MÉDECINE

INTRODUCTION

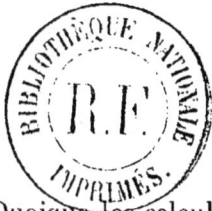

Quoique les calculs de la prostate soient assez rares, leur forme, leur siège ainsi que leurs symptômes ont particulièrement été étudiés et ont formé le sujet de plusieurs thèses. C'est surtout la question de pathogénie et de thérapeutique qui semble avoir été la moins approfondie.

A plusieurs reprises, notre maître, M. le Pr Guyon, a insisté dans ses leçons cliniques sur les caractères particuliers de cette affection et sur l'intérêt qu'il peut y avoir à suivre de près les malades qui en sont atteints. Dans une leçon publiée il y a 2 ans, il reprenait la question de formation de ces calculs et insistait sur le rôle des calculs migrateurs venus de la vessie et arrêtés dans l'urètre prostatique. Cette année même, il étudiait à nouveau la question, signalait le rôle que l'infection glandulaire peut jouer dans la formation des calculs de la prostate, et précisait les diverses indications opératoires.

Ayant eu l'occasion de suivre de près plusieurs malades à la clinique de Necker, nous avons pu étudier avec quelques détails les points encore obscurs de cette affection, et en faire, sur le conseil de M. le Pr Guyon, le sujet de notre thèse inaugurale.

Ce travail commencera par une étude anatomo-pathologique et pathogénique un peu détaillée, mais qui est nécessaire pour l'étude du traitement.

Après avoir passé en revue la symptomatologie et les conditions diverses dans lesquelles se pose le diagnostic, nous insisterons sur la thérapeutique à appliquer dans les divers cas et sur les différents modes opératoires qui peuvent se trouver indiqués.

Enfin, nous publierons à la fin de notre travail les observations sur lesquelles nous nous sommes appuyé pour étudier la question.

Nous n'avons sans doute pas rapporté toutes les observations qui existent dans la littérature médicale. Mais nous nous sommes efforcé autant que possible de donner un résumé de toutes celles qui sont assez détaillées pour servir de base à un travail d'ensemble.

Parmi ces observations, il en est sept inédites ou personnelles, que nous avons recueillies à la clinique de Necker, et nous joignons à ces pièces justificatives un index bibliographique détaillé qui permettra de retrouver chacun des travaux que nous avons cités.

HISTORIQUE

Les premières notions sur les calculs de la prostate remontent à la fin du xvie siècle. Jusqu'à cette époque, les auteurs ne possédaient que les plus vagues renseignements sur ce sujet.

En 1586, Marcellus Donatus (1), dit avoir trouvé une pierre dans la prostate d'un homme, qui ne pouvait, pendant le coït, rendre qu'une très petite quantité de sperme, extrèmement aqueux. Il cite aussi un petit caillou trouvé dans la prostate d'un médecin de Mantoue.

Au xviie siècle, Fabricius Bartholetus (1619) rapporte un cas de rétention complète chez un malade, « qui avait un calcul formé par le sperme retenu, calcul qui comprima l'orifice de la vessie. » N. de Blégny (1670) rapporte un cas analogue.

Au commencement du xviiie siècle en 1707 Jacques Douglas (2) rapporte avoir trouvé, « sur un vieillard, quelques petits corps durs semblables à des pois blancs, et qui avaient la consistance osseuse ou plutôt pierreuse. Mais ils étaient plus polis quant à la face externe, et

---

(1) Marcellus DONATUS. De re medica hist. Mivib., t. IV, ch. xxx, 1586.
(2) Jacques DOUGLAS. Act. erud. Lips. 1707, février.

quelques-uns d'entre eux étaient placés sur le corps même de ces glandes (prostate) tandis que quelques autres étaient attachés par de petites racines à la membrane qui les couvre ».

La même année, Frédéric Loss (1) donne comme cause de stérilité « un calcul bouchant très étroitement le méat qui des prostates s'ouvre dans l'urètre ».

Ce n'est que 30 ans plus tard, en 1737, que Pohl (2), dans son mémoire sur « les prostates affectées d'un calcul », donne quelques détails précis sur cette maladie. C'est en somme le premier traité ayant quelque valeur, et dans lequel on trouve une étude sérieuse de l'affection. Jusqu'à cette époque, les observations étaient dépourvues de précision. Cependant avec Louis (3) (1747), et surtout avec Morgagni (4) (1762), les calculs de la prostate commencent à être bien étudiés. Ce dernier auteur donne une description de petits calculs de la prostate qui est restée classique.

De Morgagni à Civiale (5) (1838) bien des auteurs se sont occupés de cette maladie. Louis, E. Home (6), Amussat (7), Marcet (8) (1833) essayèrent d'élucider

---

(1) Loss. Obs. medic., t. I, p. 83.

(2) Pohl. Prostates affectées d'un calcul. 1737.

(3) Louis. Mémoire sur les pierres urinaires. Acad. roy. de chir. Paris, 1747, t. III, p. 333.

(4) Morgagni. Adversaria anatomica. 1762.

(5) Civiale. Traité sur les mal. des org. génit. urin. 1838.

(6) Home. Pratical observations on the treatment of the diseases of the prostate gland. London, 1811-1813.

(7) Amussat. Leçons sur les rétentions d'urine. Paris, 1832.

(8) Marcet. Essai sur l'histoire clinique des calculs et sur le traitemen médical des affections calculeuses. Paris, 1833.

leur histoire, mais s'il faut en croire Civiale les travaux
de ces auteurs n'apportèrent pas une grande clarté dans
la question. « Leur histoire est fort obscure, dit-il en
parlant des calculs de la prostate dans son traité de l'affection calculeuse, on ne les a pas encore assez étudiés
pour savoir bien précisément, ni à quel état pathologique
leur formation se rattache, ni à quelles altérations organiques leur présence peut donner lieu. Depuis Civiale,
qui de son côté s'en était occupé, sans arriver du reste
à des résultats plus précis que ses prédécesseurs, il faut
citer bien des auteurs.

Vidal de Cassis (1) et Velpeau (2), dans leurs traités de
pathologie, étudient à fond la question. Enfin Leroy
d'Étiolles (3), en rapporte de nombreuses observations.
En Angleterre, Thompson (4) consacre tout un chapitre
de son ouvrage à l'étude des concrétions calculeuses de
la prostate.

Béraud (5) (1857) dans sa thèse d'agrégation sur les
maladies de la prostate, s'en occupe longuement. D'autres
thèses ont paru depuis cette époque, Mélisson (6), en
1873, sur les calculs hors de la vessie, Malteste (7), en
1876, sur les calculs de la prostate, et Ménagé (8), avec le

---

(1) Vidal de Cassis. Traité de pathologie, t. IV.

(2) Velpeau. Dictionnaire de méd. en 30 volumes, art. Prostate.

(3) Le Roy d'Étiolles. Bull. Sòc. anat., 1860.

(4) Thompson. Traité pratique des mal. des voies urinaires, Traduction
française, 1881.

(5) Béraud. Maladies de la prostate. Thèse, Paris, 1857.

(6) Mélisson. Calculs hors de la vessie. Thèse, Paris, 1873.

(7) Malteste. Calculs de la prostate. Thèse, Paris, 1876.

(8) Ménagé. Calculs de la prostate. Thèse, Paris, 1880.

même titre en 1880, étudient la forme, la situation, les symptômes, le traitement de ces calculs.

Nous avons laissé de côté, dans cette courte revue historique, toutes les communications parues sous le nom de différents auteurs dans les publications du siècle dernier, ou dans les comptes rendus des sociétés d'anatomie ou de chirurgie. Ces noms revenant fréquemment dans le cours de notre travail nous donnerons les indications nécessaires pour retrouver leur origine. Disons seulement pour terminer que dans ces dernières années M. le Pr Guyon (1) a bien déterminé, dans son enseignement à la clinique de Necker, les différentes formes de calculs de la région prostatique et sous son inspiration, plusieurs de ses élèves, Albarran (2), Legueu (3), et Pasteau (4), se sont occupés de la pathogénie et du traitement de cette affection.

(1) Guyon. Des calculs de la région prostatique. *Ann. génit. urin.*, 1899, p. 1.

(2) Albarran. Maladies de la prostate, in Le Dentu et Delbet, Traité de chirurgie. 1900, t. IX, p. 579.

(3) Legueu. Des calculs de la portion prostatique de l'urètre. *Ann. g. urin.*, 1895, p. 769.

(4) O. Pasteau. Calculs de la prostate. *Ann. gén. urin.*, 1901, p. 416.

ANATOMIE PATHOLOGIQUE

La situation même des concrétions calculeuses de la région prostatique nous permet, avec MM. Guyon (1) et Pasteau (2), de les diviser en deux catégories nettement distinctes et bien différenciées. La première contient les formations calculeuses localisées dans *la portion prostatique de l'urètre*; la seconde, celles qui sont situées en *plein tissu prostatique*. Nous allons voir en les étudiant en détail quelles différences de situation, de nombre, de forme et de volume nous rencontrons dans chacune de ces catégories.

I. — Calculs logés dans l'urètre prostatique.

Ces calculs ont toujours, pour ainsi dire, une origine vésicale ou rénale. Ce sont des petits calculs migrateurs,

---

(1) GUYON. Des calculs de la région prostatique. Leçon recueillie par Héresco, *Ann. gén. urin.*, 1899, p. 1.

(2) O. PASTEAU. (Nous avons puisé largement pour la rédaction de ce chapitre et du suivant dans l'article de O. Pasteau) « Étude sur les calculs de la prostate », *Ann. gén. urin.*, avril 1901.

qui, arrivés au niveau de la portion prostatique de
l'urètre, y sont restés fixés, leur évacuation complète
ayant été empêchée par un rétrécissement ou une lésion
prostatique quelconque. Arrêtés à ce niveau, ils se sont

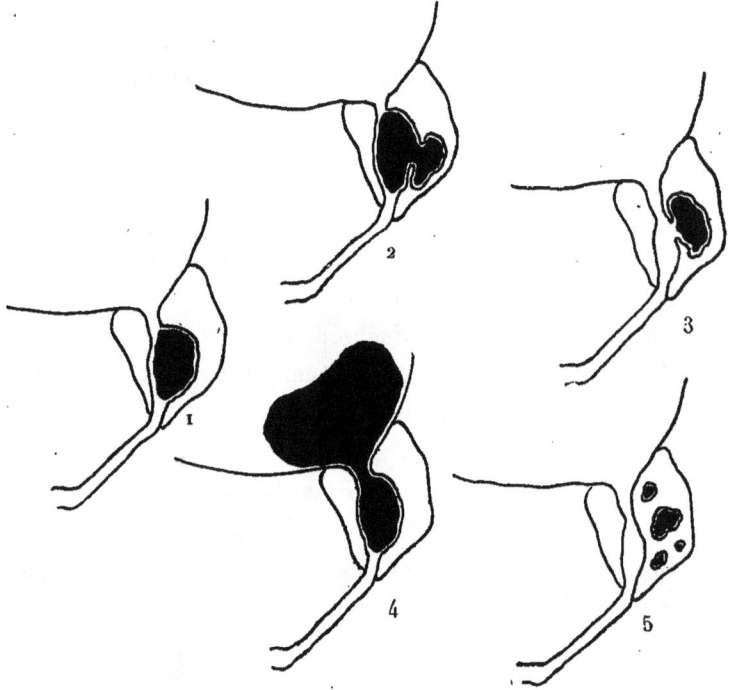

Fig. 1, 2, 3, 4, 5. — Les différentes formes des calculs de la prostate
(d'après O. Pasteau).

1. Calcul de l'urètre prostatique. — 2. Calcul urétro-prostatique. — 3. Calcul diver-
ticulaire de l'urètre prostatique. — 4. Calcul urétro-vésical. — 5. Calcul intraprostatique.

développés progressivement et affectent les formes
suivantes :

1° *Forme ordinaire*; *calculs irréguliers*. — Situés sous
le col vésical, au-dessus du sphincter membraneux,
ils présentent les formes les plus diverses. Simples ou

multiples, ils distendent les parois urétrales et trans-
forment cette portion de l'urètre en une véritable poche
calculeuse à deux orifices dont l'un communique avec la
vessie, l'autre avec la portion membraneuse de l'urètre.
Nous en citons plusieurs exemples. Voir fig. 6 et 13.

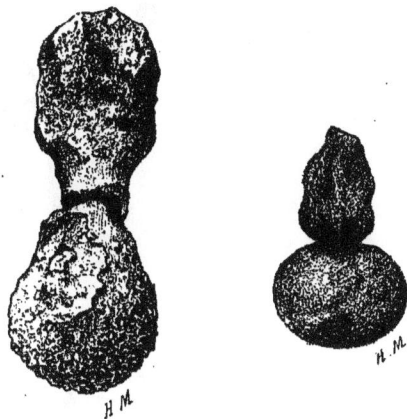

Fig. 6 et 7.

2° *Calculs en sablier*. — Ces calculs situés en partie
dans la vessie, en partie dans la portion prostatique de
l'urètre ont une forme spéciale qui leur a fait donner
le nom de calculs en *sablier*. Leur portion centrale rétrécie garde pour ainsi dire l'empreinte du col vésical (fig.
6 et 7) et sert de trait d'union aux deux masses calculeuses qui sont l'une dans la vessie et l'autre dans
l'urètre prostatique.

3° *Calculs en poire*. — Ces calculs sont formés d'une
masse plus ou moins volumineuse se prolongeant par

une extrémité allongée. Ils rappellent en quelque sorte
la forme d'une poire. Si l'on admet que le calcul, trop
volumineux pour s'engager à fond dans l'urètre prostatique, a simplement envoyé un prolongement dans

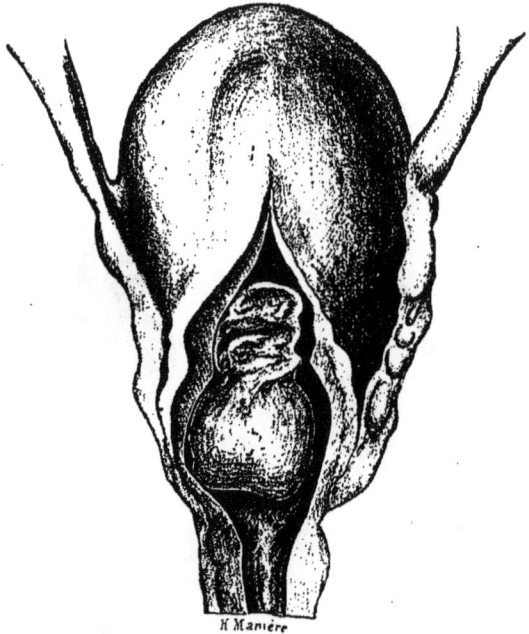

FIG. 8. — Calcul de l'urètre prostatique en forme de poire à grosse extrémité situé au
niveau de la prostate, d'après Guterboch.

l'urètre nous sommes en présence du calcul *vésico-prostatique*. Si la masse principale est dans l'urètre prostatique et le prolongement engagé dans le col vésical, c'est
le *calcul prostato-vésical* (Obs. 2) (1).

Enfin une dernière forme, à grosse masse prostatique

---

(1) SCARPA. Traité de l'opération de la taille. 1826, p. 177.

avec un prolongement vers la partie membraneuse de l'urètre devient un *calcul prostato-membraneux*.

Ces différents calculs de l'urètre prostatique peuvent avoir une constitution variable. Les uns peuvent être uniquement formés de phosphate, dans ce cas ils sont ordinairement friables et s'écrasent facilement sous le doigt, les autres ont un noyau dur, entourés de couches stratifiées et superposées, composées d'urates. Ces derniers peuvent eux aussi être enveloppés d'une couche phosphatique.

II. — Calculs logés en plein tissu prostatique.

Ils sont contenus dans des sortes de cavités formées aux dépens du tissu prostatique, ce qui permet de les réunir sous le nom de *calculs cavitaires*. Mais pour faciliter leur description nous les diviserons en (A), calculs cavitaires *en communication* avec l'urètre, (B), calculs cavitaires *non en communication* avec l'urètre.

A. — *Calculs cavitaires en communication avec l'urètre.* — Ces calculs sont habituellement petits, situés profondément dans le tissu prostatique ou dans le fond d'un petit canal excréteur (Crosse) (1). Ils sont reliés à l'urètre soit par ce canal, soit simplement par un orifice fistuleux, de dimensions variables. Ou bien encore la cavité qui les contient communique franchement avec l'urètre par une ouverture plus ou moins large, ce qui la transforme en

(1) CROSSE. Treatise of the formations, constituents and extraction of the urinary calculus. London, 1835.

TARNAUD.   2 quelque sorte en un diverticule urétral. Cette dernière disposition anatomo-pathologique est intéressante à noter. Elle va nous permettre, en effet, de distinguer, comme nous l'avons fait pour les calculs de l'urètre prostatique,

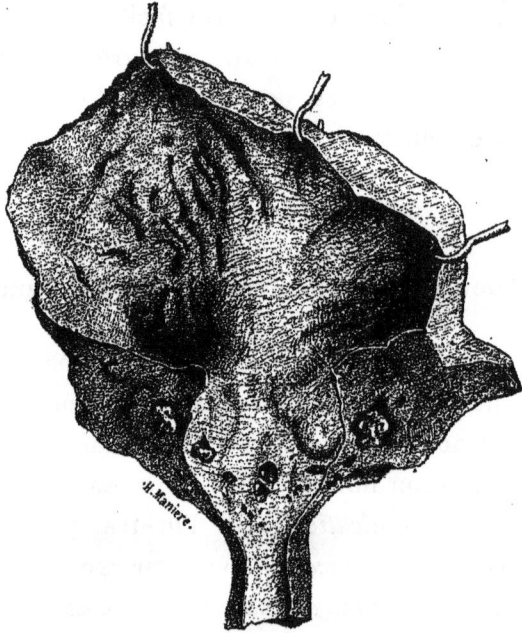

Fig. 9. — (Musée Guyon, pièce n° 87 *ter*). — Hypertrophie des deux lobes de la prostate. — Nombreuses lacunes prostatiques, dont quelques-unes contiennent de petites concrétions calculeuses. — Deux cavernes symétriques dans les lobes latéraux sont remplies par de petits calculs multiples. La vessie est petite, à parois épaisses avec quelques colonnes peu marquées.

différentes espèces de calculs. Ces calculs diverticulaires de la prostate pourront faire plus ou moins hernie dans la lumière de l'urètre prostatique, nous aurons alors des calculs *urétro-diverticulaires* (fig. 15). Et si l'on fait jouer au pourtour de l'orifice du diverticule urétral le rôle que jouait le col vésical, pour les calculs de l'urètre prostatique, nous trouverons et des calculs en sablier (fig. 4) et des calculs en poire. Cette façon d'envisager les calculs cavitaires en communication avec l'urètre peut paraître exagérée, elle n'en est pas moins strictement exacte, surtout si l'on a bien soin de se rappeler que ces calculs sont en général beaucoup plus petits que les calculs de l'urètre prostatique.

Cependant, il serait erroné de croire que toujours les calculs cavitaires sont de petites dimensions, et les observations, relatant des productions calculeuses plus ou moins volumineuses ne manquent pas. Plusieurs fois même la prostate entière semble remplacée par un bloc calculeux volumineux et régulier (Leroy d'Étiolles (1), Malteste (2), Segond (3).

Il nous paraît inutile d'insister sur la constitution de cette variété de calculs ; leur histoire, leur composition les rattachent habituellement aux calculs ordinaires de l'urètre prostatique, et ils sont le plus souvent comme ceux-ci composés de phosphates ou d'un noyau urique entouré d'une coque phosphatique.

B. — *Calculs cavitaires non en communication avec l'urètre.* — De toutes les productions calculeuses de la région prostatique dont nous avons entrepris l'étude, ce sont celles qui rentrent dans cette classe qui sont

---

(1) Le Roy d'Étiolles. *Bull. Soc. anatomique,* 1860, p. 220.
(2) Malteste. Des calculs de la prostate. *Thèse,* Paris, 1876.
(3) Segond. Des abcès chauds de la prostate. *Thèse,* Paris, 1880, p. 67.

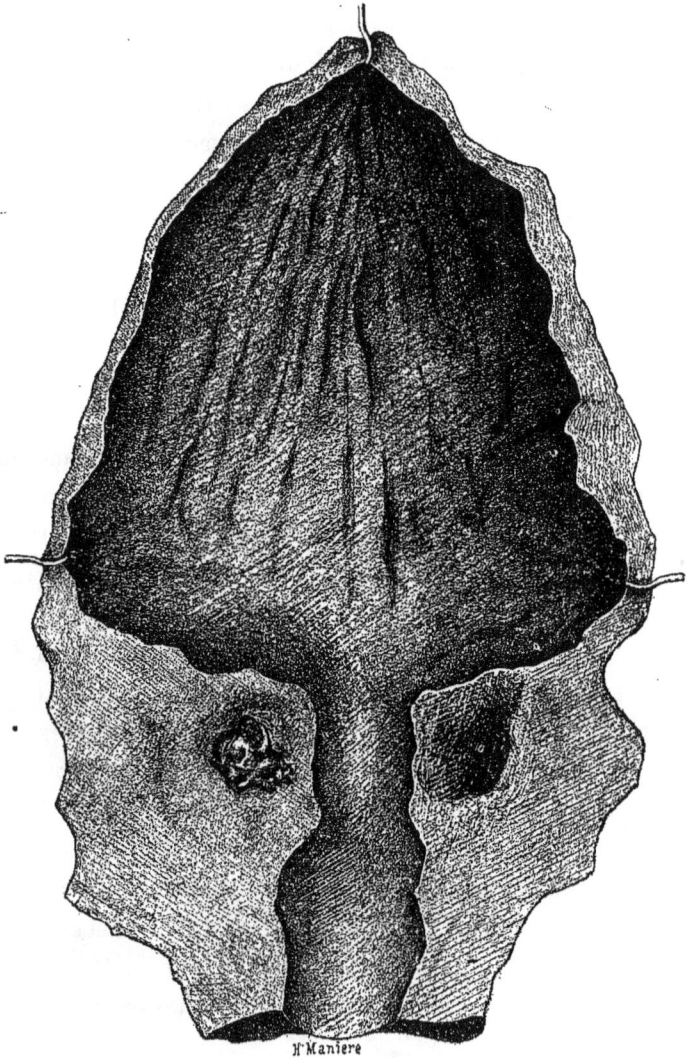

H. Manière

FIG. 10. — (Musée Guyon, pièce nº 515.) — Prostate peu hypertrophiée, mais qui contient, en arrière de l'urètre, un calcul du volume d'un gros noyau de cerise, logé dans une cavité à paroi lisse. La vessie à paroi épaisse présente quelques colonnes de la paroi postérieure.

les moins connues. Nous verrons, au chapitre de la pathogénie, quel est le mode de formation de ces calculs de la prostate, nous allons simplement ici parler de leur situation, leur nombre, leur forme et leur volume, et nous ajouterons quelques mots sur leur composition chimique.

1° *Situation.* — Tous les points de la glande peuvent contenir ces petites concrétions. Comparables à des grains de tabac (Morgagni)(1) ou mieux encore à des grains de plomb de chasse (Pasteau)(2) dont on aurait criblé le tissu prostatique, ces calculs, toujours très petits, peuvent être : *isolés,* ce qui est assez rare, dans ce cas ils passent inaperçus ; *agminés,* ils forment alors un groupe de petits calculs, réunis en amas, sorte de foyer calculeux, qui pourra être unique, mais qu'on pourra aussi retrouver en plusieurs points de la glande. Ils pourraient aussi farcir le tissu prostatique, ce qui justifie la comparaison dont nous parlions plus haut (fig. 12). Enfin, en moins grande quantité et plus volumineux, ils peuvent se trouver localisés à la périphérie de l'organe, dans de véritables *poches calculeuses* développées aux dépens de la glande (fig. 11 et B. Brodie)(3).

2° *Nombre.* — Leur nombre est essentiellement variable. Unique, comme dans le cas (fig. 10), ils peuvent être tellement nombreux, qu'il devient impossible de

---

(1) Morgagni. Adversaria anatomica. 1762, 42e lettre, p. 500 et 578.
(2) O. Pasteau. *Loc. cit.,* p. 423.
(3) B. Brodie. Calculs logés dans un sac prostatique. Urinary organs, p. 362.

les compter. On se trouve en présence d'une infinité de corpuscules, presque microscopiques, comparables à ceux d'une pincée de tabac à priser (Obs. de Cruveilhier).

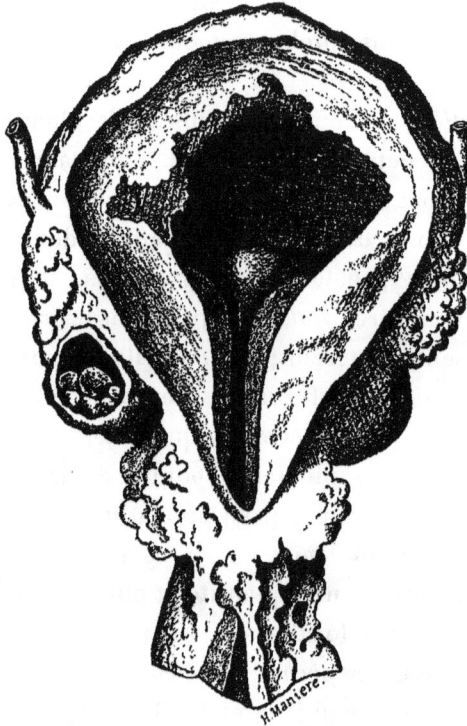

Fig. 11. — Vessie d'un homme de 81 ans montrant la prostate très hypertrophiée Une grande cavité kystique contenant de nombreux calculs est située à la surface externe d'un lobe prostatique.

Crosse. — Treatise on the formation, contituents and extraction of the urinary calculus.

En somme ces calculs sont habituellement très nombreux. Gooch en a trouvé 16 fragments, Barker 29, Maunder 50, Albarran 57, S. Cooper 84, Marcet 100, Golding Bird 130.

3° *Forme*. — Ces calculs sont arrondis et lisses. Cependant si l'on se représente que parfois la prostate se trouve, comme nous le disions plus haut, infiltrée de ces petits calculs, il est facile de se rendre compte qu'ils

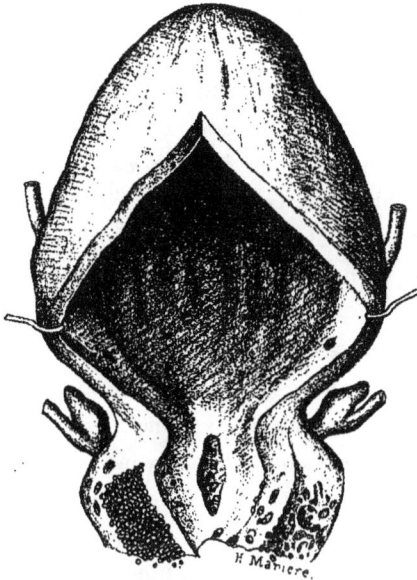

Fig. 12. — Vessie divisée verticalement par sa paroi postérieure, la prostate par sa paroi inférieure. Sur la tranche gauche de la coupe, on voit une multitude de petits calculs millaires, brunâtres, semblables à de gros grains de tabac. La tranche droite présente la structure celluleuse de la prostate. Chaque cellule contient un ou plusieurs petits calculs. Une coupe faite sur la paroi supérieure de l'urètre montre également des calculs logés dans la portion de la glande qui entoure la paroi supérieure de l'urètre.

peuvent présenter de petites facettes s'adaptant régulièrement les unes aux autres, facettes produites par leur pression réciproque. Ils conservent toujours néanmoins le poli qui les caractérise.

4° *Volume*. — Si, dans la majorité des cas nous avons affaire à ces petits calculs, il n'est pas très rare de trouver non plus de petites concrétions calculeuses, mais de vrais calculs plus volumineux dont la couleur, la consistance, et la composition chimique rappellent celles des précédents. Ces cas ne manquent pas. Bornons-nous à citer ceux de Goyrand (1), de Malteste (2) où le calcul était gros comme un œuf de poule, et ceux de Gooch, Barker (3), Warner (4) et Livingstone (5). Le poids atteignait 102 grammes dans un cas de Ferreri.

Nous publions deux figures, dans l'une (fig. 10) le diamètre du calcul était de 1/2 à 1 centimètre, dans l'autre (fig. 14) le volume du calcul était à peu près celui d'une noisette.

5° *Composition chimique*. — La composition chimique des calculs cavitaires non en communication avec l'urètre présente des caractères spéciaux, assez différents de ceux des calculs que nous avons déjà étudiés. Nous avons rencontré, dans ces derniers, surtout des phosphates et de l'acide urique formant un noyau autour duquel d'autres couches de phosphates venaient se surajouter.

En parcourant les différents travaux qui ont été faits

---

(1) Goyrand. Calculs de la prostate. *Journ. conn. méd.*, 1850, p. 85.
(2) Malteste. Des calculs de la prostate. *Thèse*, Paris, 1876.
(3) Barker. *Transactions of the prov. med. and surgical assoc.*, 1847.
(4) Warner. Philosophical transactions, vol. II, p. 304 et vol. III, p. 258.
(5) Livingstone. Edinburg, Essays and observations, vol. III, p. 546, 1771.

sur ce sujet et en étudiant les analyses chimiques de ces calculs, voici ce que nous trouvons :

1º Cas de Lassaigne.

Phosphate de chaux. . : 845
Carbonate de chaux. 5
Matière animale. 150

2º Musée Dupuytren nº 145.

4 petits calculs à facettes extraits de la prostate d'un malade âgé de 41 ans.

Phosphate de chaux. 60
Phosphate ammoniaco-magnésien. . . . 20
Carbonate de chaux. 20

3º Musée Dupuytren nº 166.

Petits calculs trouvés dans la prostate. Ils sont d'un gris brun à l'intérieur et entourés d'une couche blanche.

1º Partie centrale { oxalate de chaux. . . 75
{ carbonate de chaux. . 75
2º Couche blanche phosphates de chaux.

4º Cas de Leroy d'Étiolles et Guignard.

Dans ces deux cas les calculs étaient composés de phosphate de chaux.

Enfin voici le résultat des examens que M. Debains, sous-chef de laboratoire à la clinique de Necker, a fait sur les pièces provenant du musée Guyon.

Pièce 87 *ter*.

Phosphates de chaux. . . : . . . . } 76,3
Phosphate de magnésie. . . . . . . }
Matières organiques. 23,7

Le phosphate de magnésie ne formant pas plus d'un dixième du phosphate de chaux.

Pièce non numérotée (1).

Phosphates de chaux.
. Phosphate ammoniaco-magnésien.
Matières organiques.

Pièces 187 et 515.

Matière albuminoïde.
Traces de phosphate terreux.

D'après ces analyses, on voit que ces calculs, de quelque volume qu'ils soient, peuvent se diviser en trois catégories :

a) Ceux qui sont uniquement formés de matière albuminoïde ;

b) Ceux qui contiennent de la matière albuminoïde et des sels ;

c) Ceux qui sont uniquement composés de sels.

Nous allons voir au chapitre de la pathogénie le rôle que va jouer la constitution chimique de ces calculs.

Lésions microscopiques. — Un point très intéressant resterait à connaître et à approfondir : c'est de rechercher les lésions anatomo-pathologiques microscopiques de la glande calculeuse. Malheureusement il ne nous a pas été possible d'avoir des pièces fraîches pour faire cette étude.

En ce qui concerne la prostate contenant des concrétions prostatiques, Motz (2) dit cependant que la présence de concrétions ne paraît pas avoir une grande

(1) GUYON. Des calculs de la région prostatique. Leçon recueillie par HÉRESCO. *Ann. génito. urin.*, 1899, p. 1.
(2) B. MOTZ. Structure histologique de l'hypertrophie de la prostate. *Thèse,* Paris, 1896, p. 54.

influence sur l'état de l'épithélium. Il a vu beaucoup de culs-de-sac qui étaient remplis de nombreuses concrétions et où l'épithélium paraissait normal, ou peut être seulement un peu plus bas qu'à l'état normal.

Pasteau d'autre part a trouvé sur plusieurs pièces des lésions d'hypertrophie simple et, dans deux cas, des traces de prostatite suppurée à noyaux multiples.

PATHOGÉNIE

Nous avons vu, au chapitre précédent, que les calculs de la région prostatique se divisaient en deux classes distinctes : les calculs de l'urètre prostatique et les calculs cavitaires.

Cette division va nous permettre d'étudier plus facilement leur pathogénie.

I. — Calculs de l'urètre prostatique.

Ces calculs sont primitifs ou secondaires, uriques ou phosphatiques.

1° *Calculs nés sur place*. — Développés primitivement au niveau même de la portion prostatique de l'urètre, ils ont une constitution homogène ; on ne trouve pas à leur centre un noyau de composition chimique différente de la masse totale. Ils sont uniquement formés d'acide urique ou plus fréquemment de phosphates. La première formation est assez rare, et dans la majorité des cas on a affaire à des calculs de l'urètre prostatique secondaires.

2° *Calculs migrateurs*. — Ces calculs proviennent des voies urinaires supérieures. On se trouve en présence d'un petit gravier, expulsé à la suite d'une colique néphrétique, ou d'un fragment calculeux provenant d'une masse vésicale.

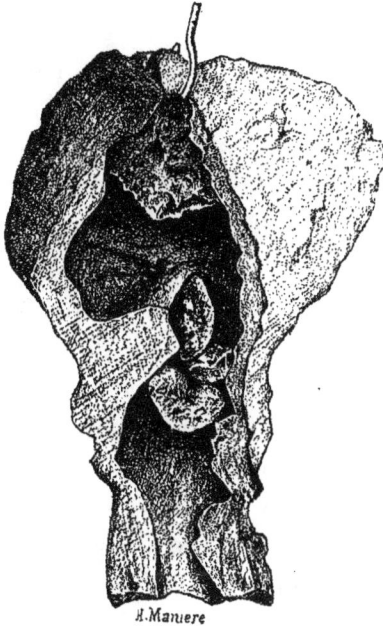

H.Maniere

Fig. 13. — (Musée Guyon, pièce n° 373.) — Dilatation considérable de la région prostatique de l'urètre qui contient plusieurs calculs phosphatiques volumineux. — Gros calcul phosphatique de la vessie. — Cystite chronique ancienne avec épaississement des parois.

Arrivé dans la portion prostatique de l'urètre voici ce que devient ce calcul :

a) Si le calibre urétral est normal, et si le calcul engagé est suffisamment petit, il va être expulsé à la suite d'efforts plus ou moins violents. C'est en somme le cas le plus fréquent et qui ne nous intéresse pas.

b) Seulement engagé dans la portion supérieure de l'urètre prostatique, il peut rétrograder, franchir à nouveau le col vésical, et retomber dans la vessie; nous en donnons un exemple typique (cas de Janet). Il peut alors rester dans la vessie, et devenir un vrai calcul vésical. Nous verrons, plus loin, que c'est un mode de traitement pour ces formes de calculs : on les repousse, en effet, dans le réservoir urinaire, où l'on pratique la lithotritie habituelle.

Si ce calcul franchit de nouveau le col vésical et reste dans l'urètre il rentre alors dans la catégorie suivante.

c) Arrivé dans la portion prostatique le calcul y reste fixé, il donne alors naissance aux différentes formations de l'urètre prostatique déjà décrites.

Ce petit calcul va devenir le centre d'un nouveau calcul qui, progressivement, augmentera de volume, formera un noyau autour duquel viendront se déposer des couches concentriques de matières uriques, ou le plus souvent phosphatiques. Les cas de ce genre ne manquent pas.

Ce noyau n'est pas toujours situé au centre du calcul, il peut être plus rapproché soit de la face inférieure, soit de la face supérieure de la masse totale. Voillemier (1) croit que le développement du calcul secondaire est plus marqué vers la face inférieure, ce qui expliquerait pour-

---

(1) VOILLEMIER et LE DENTU. Maladies des voies urinaires, t. II, p. 165.

quoi le noyau est habituellement situé plus près de la face supérieure.

Le mode de développement des calculs vésico-prostatiques peut s'expliquer de deux manières suivant qu'on considère le prolongement urétral comme une formation secondaire, ou bien au contraire, suivant qu'on admet que le calcul, développé d'abord dans la région prostatique de l'urètre s'est développé secondairement de plus en plus vers la vessie. En résumé, si l'on ne tient pas compte des calculs nés et développés sur place dans l'urètre prostatique, calculs rares à la vérité, on peut dire que les calculs de l'urètre prostatique sont des calculs migrateurs, venus des voies urinaires supérieures, et qui se sont développés plus ou moins dans la région où ils se sont trouvés arrêtés secondairement.

II. — Calculs cavitaires.

La formation de calculs cavitaires sera différente suivant (A) que le diverticule aura toujours communiqué avec l'urètre, ou bien (B) qu'il n'aura communiqué avec ce dernier que secondairement. Voyons comment se forment les calculs dans ces deux cas.

A. — Un traumatisme de la région prostatique, un cathétérisme maladroit, une fausse route, des orifices fistuleux d'abcès de la prostate, sont autant de causes qui provoquent la formation de petits diverticules dans la portion prostatique de l'urètre. Normalement du reste il existe à ce niveau une série d'orifices glandulaires

qui sont la terminaison des canaux prostatiques. Il est
facile de se rendre compte qu'un petit calcul migra-

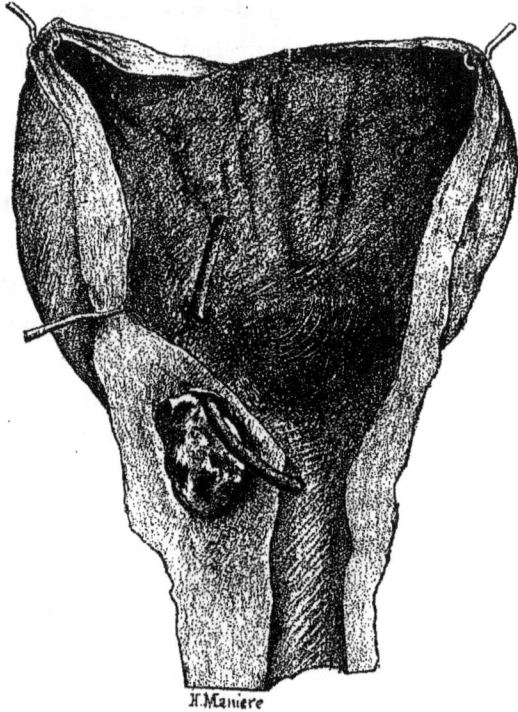

Fig. 14. — (Musée Guyon, pièce n° 368.) — Région prostatique dilatée par un volumineux calcul phosphatique. — Péricystite et périprostatite postérieures avec adhé-
rences multiples au rectum et à l'S iliaque. — Fistules périnéales multiples. —
Fistule prostato-rectale et vésico-prostatique dans laquelle on a passé une sonde. —
Il existait de plus au niveau d'une excavation vésiculaire très notable, située juste
au-dessus du col un calcul phosphatique volumineux qui n'est pas représenté sur
ce dessin.

teur venu des voies urinaires supérieures pourra se
fixer dans ces cavités ou naturelles, ou creusées artifi-
ciellement.

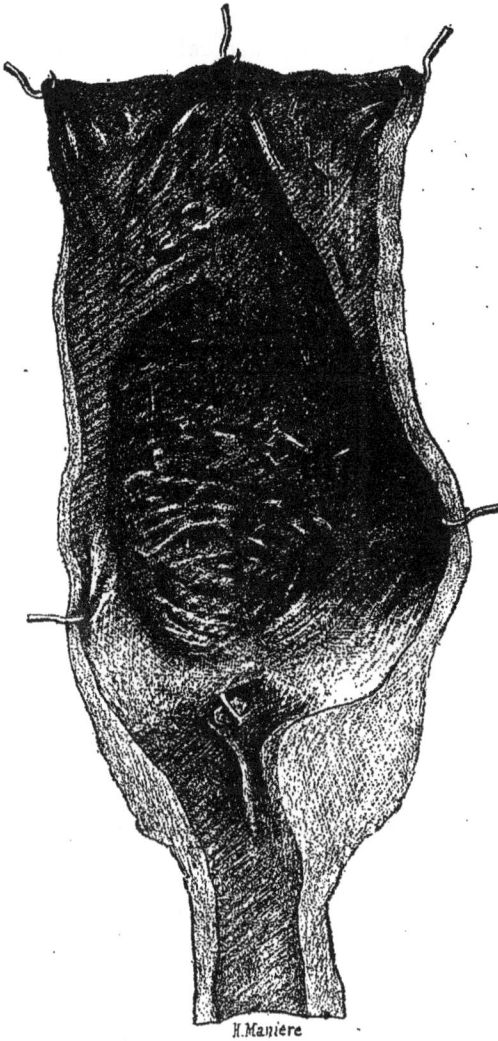

H.Manière

FIG. 15. — (Musée Guyon, pièce n° 187.) — Hypertrophie du lobe gauche de la prostate. — Immédiatement au-dessous du col, on voit l'orifice large, divisé en deux
par une bride, d'une cavité prostatique assez volumineuse qui contient des calculs ;
grande vessie avec colonnes bien marquées sur la face postérieure et le sommet.

TARNAUD. 3

Dès lors nous retombons dans la catégorie précédente et la pathogénie de ces calculs est identiquement la même que celle de ceux que nous venons de décrire.

Autre hypothèse, vérifiée celle-là aussi un calcul assez volumineux, se développant irrégulièrement, refoulera le tissu glandulaire et formera une cavité, un diverticule qui sera en communication avec l'urètre. Ce diverticule pourra envelopper un calcul urique ou phosphatique.

B. — Nous savons que les calculs précédents sont en somme des calculs urinaires. Cependant certains calculs diverticulaires en communication avec l'urètre présentent comme les calculs intraprostatiques un noyau de matière albuminoïde. On peut donc avancer qu'ils ont la même pathogénie, et ce sont bien là, à proprement parler, de véritables calculs dans la prostate. Ils sont bien en communication avec l'urètre, mais ils ne l'ont été que *secondairement* par rupture de la mince membrane, qui les séparait primitivement de l'urètre. Cette membrane, amincie d'autant plus que le calcul intraprostatique augmentait de volume, a fini par éclater, soit d'elle-même, soit à la suite d'un cathétérisme. Il nous suffira donc de décrire la pathogénie des calculs intraprostatiques, pour décrire en même temps celle des calculs cavitaires, *secondairement* en communication avec l'urètre.

III. — Calculs intraprostatiques.

Nous avons vu à la fin du chapitre consacré à l'anatomie pathologique de ces calculs quelle était leur constitution chimique. Bien différents des calculs urinaires, puisqu'ils ne communiquent pas avec l'urètre, ils ont

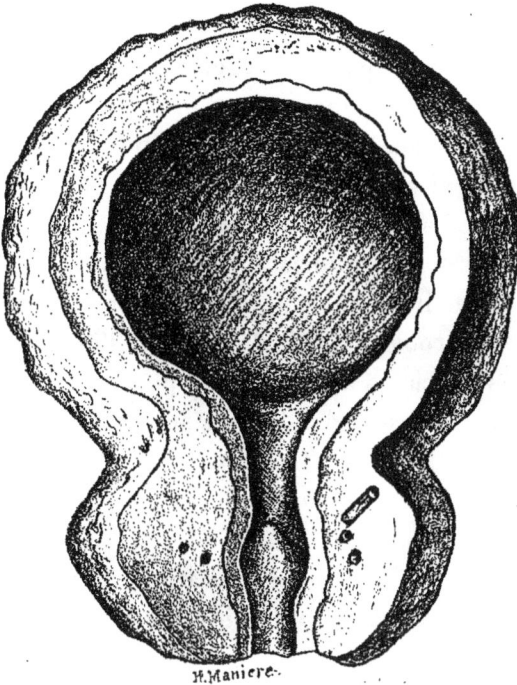

H.Maniere.

Fig. 16. — Vessie à paroi épaisse. — Hypertrophie prostatique considérable. Deux petits calculs sont situés profondément dans les canaux prostatiques. Un de ces petits canaux contenant un calcul vient déboucher à la surface de section. Au-dessous deux autres petits calculs.
Crosse. — In a Treatise on the formations contituents and extraction of the urinary calculus. London, 1835.

une pathogénie spéciale. Leur constitution va nous permettre d'élucider cette question. Ils sont composés, ou bien uniquement de matières albuminoïdes, ou bien de matières ,albuminoïdes et de sels (phosphates et carbonates).

1° *Calculs sans sels.* — La plupart des auteurs ont décrit ces petites concrétions vitreuses, jaunâtres, que l'on découvre dans le tissu glandulaire de la prostate. Visibles d'abord seulement au microscope, où elles donnent l'impression d'un petit corpuscule de cire, elles peuvent devenir plus volumineuses et prendre la forme d'un petit calcul, grâce aux couches concentriques de matière organique qui viennent se déposer à la périphérie. Leur centre prend alors un aspect granuleux. Ces concrétions logées dans les culs-de-sac glandulaires existent normalement à partir de l'âge de 35 ans (Béraud) (1). Thompson (2) en a trouvé à partir de 20 ans. Elles ne sont d'ailleurs pas spéciales à l'homme et peuvent se rencontrer également dans-les glandes qui sont annexées à l'urètre de la femme (Berfield) (3).

Petites ou volumineuses, ce sont des concrétions azotées, comme l'a décrit Robin. Bien des théories ont été émises pour expliquer leur formation. Mercier (4) en faisait une condensation du liquide prostatique, Quekett (5) un dépôt de matière terreuse dans les cellules sécrétantes. Pour Virchow, c'était un mélange de sperme et de substance protéique. Quant à Stilling et Launois, leur

---

(1) Béraud. Maladies de la prostate. *Thèse*, Paris, 1857.

(2) Thompson. *Traité pratique des mal. des voies urin.* Traduction française, 1881, p. 775.

(3) Berfield. Sur la présence de cristaux dans les glandes de l'urètre de la femme. *Wien Med. Woch.*, n° 31, 1881 et Quénu et O. Pastreau, Étude sur les calculs urétraux chez la femme. *Ann. gén. urin.*, avril 1896.

(4) Mercier. *Traité des maladies des org. urin.* Paris, 1856.

(5) Quekett. Constitution chimique des calculs. In John Adams. The anatomy and diseases of prostate gland, 2ᵉ édition, 1853, p. 158.

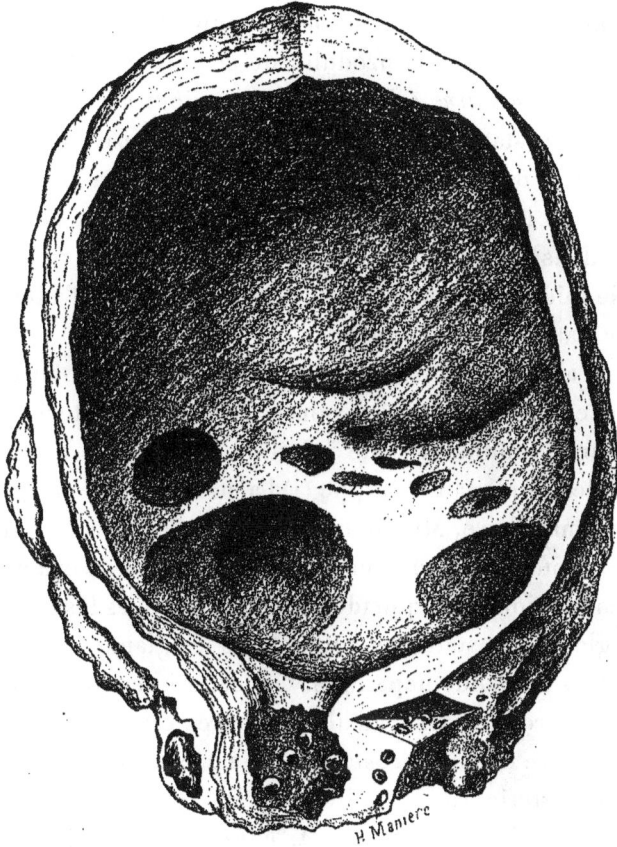

H. Maniere

Fɪɢ. 17. — Prostate remplie de nombreux calculs dont quelques-uns sont de grande
dimension. Vessie dilatée avec de nombreuses cellules, surtout dans la partie inférieure ; cellules produites par la dysurie résultant des calculs de la prostate. Les
orifices de ces cellules sont très visibles ; un d'eux admet facilement l'introduction
du doigt. — Dans la portion prostatique de l'urètre, on voit plusieurs orifices de
canaux prostatiques qui tous contiennent un calcul. — Une coupe en plein tissu
prostatique montre que la prostate est peuplée de calculs. A gauche de la figure,
dans le lobe droit, un gros calcul est renfermé dans une cavité kystique.

Crosse. — In a Treatise on the formations, contituents and extraction of the urinary
calculus. London, 1835.

théorie s'appuyait sur une dégénérescence amyloïde des cellules épithéliales glandulaires, autour desquelles viennent se déposer les produits de sécrétion de la glande.

2° *Calculs avec sels.* — Cette dernière variété résulte de l'incrustation des calculs précédents par des phosphates et des carbonates de chaux. Si l'on rapproche ce mode de formation de celui des calculs qui ont été trouvés dans d'autres glandes, comme les glandes salivaires et le foie, par exemple, il devient très naturel d'admettre une pathogénie identique.

Il a été démontré que les calculs intraglandulaires du foie et des glandes salivaires, formations autochtones, étaient produits par une infection atténuée de la glande qui les contenait. Galippe (1) l'a prouvé pour la glande sous-maxillaire, Mignot (2), Gilbert et Fournier (3) pour le foie. Nous nous trouvons donc en présence de calculs de composition chimique identique, développés les uns dans la glande prostate, les autres dans les glandes salivaires et dans la glande hépatique. Or, cette infection atténuée, qui a produit des calculs salivaires ou hépatiques, se rencontre dans la prostate, elle est consécutive à l'urétrite postérieure.

Rien n'est plus fréquent, chez l'homme adulte, que l'infection de l'urètre postérieur, et c'est seulement chez l'homme adulte que l'on trouve les calculs intraprosta-

---

(1) GALIPPE. *France Médicale,* 1886, t. II, p. 1049.

(2) MIGNOT. *Bull. et Mém. Société de Chirurgie,* 19 mai 1897.

(3) L. FOURNIER, *Thèse,* Paris, 1896.

GILBERT ET FOURNIER, *Traité de Méd. et de Thérap,* 1898, t. V, art. Foie.

tiques. Si l'infection est intense, avec réaction vive, nous verrons évoluer un abcès ou une prostatite chronique. Mais si nous admettons une infection moindre, atténuée, et c'est le cas habituel, il est très rationnel d'admettre qu'elle peut devenir la cause de ces concrétions calculeuses intraprostatiques.

SYMPTOMES

L'étude anatomo-pathologique des différentes formations calculeuses de la région prostatique permet d'affirmer à priori que les symptômes propres à chacune d'elles
sont très différents. Il est évident que les petites concrétions intraprostatiques et les petits calculs qui ont
élu domicile dans l'urètre prostatique, donnent lieu à
des troubles locaux et généraux bien moins nets que ces
gros calculs uniques ou multiples qui remplissent l'urètre postérieur ou qui ont transformé la prostate en un
véritable bloc calculeux. Les premières, du reste, ne
sont que des petits calculs au début de la maladie, tandis que les secondes sont le résultat de processus mor-
bides évoluant depuis plus longtemps et arrivant à la
période d'état. De cette constatation résulte une division
nette de ce chapitre.

1° L'étude des symptômes à la *période de début.*

2° L'étude des symptômes à la *période d'état.*

I. — Période de début.

Les *concrétions prostatiques* microscopiques que l'on

rencontre à cette époque ne donnent lieu à aucun symptôme bien net. Ces petits calculs ne sont que des trou-
vailles d'autopsie; ils ont été suffisamment bien tolérés
pendant la vie pour n'amener que de légers troubles
rappelant ceux de l'hypertrophie prostatique.

Cependant, le plus souvent, on se trouve en présence
d'un petit calcul migrateur, qui, arrivé dans l'urètre prostatique, s'y est fixé depuis peu, en déterminant des
symptômes alors plus nets qu'il est utile de rappeler
avec quelques détails.

a) *Symptômes fonctionnels.* — On retrouve habituellement dans les antécédents, des accidents de coliques néphrétiques suivies quelquefois d'expulsion de petits calculs par l'urètre. En outre, les malades présentent
ordinairement, même à cette période, une série de troubles fonctionnels dont quelques-uns peuvent être assez
accentués pour attirer déjà l'attention. Les urines peuvent
contenir du sable; les mictions ne sont pas normales;
douloureuses, fréquentes, elles se font difficilement. Le
jet d'urine peut être entrecoupé d'arrêts brusques dans
l'émission. Il peut y avoir de légères hématuries ou to-
tales ou terminales.

b) *Symptômes physiques.* — L'étude des *signes physiques* donne des renseignements bien autrement importants.

L'exploration de l'urètre permet de constater quelquefois une sensation de frottement caractéristique sur
laquelle nous reviendrons tout à l'heure. Il ne faut pas
trop y compter cependant à cette période, car on comprend aisément que le petit calcul caché dans un repli

de la muqueuse peut facilement échapper à tout contact
de l'explorateur.

La *vessie* peut contenir un calcul. Il peut y avoir de
la *rétention*. Quant à la *prostate,* elle peut être grosse,
mais plus souvent dure avec des noyaux.

A cette époque, l'état général du sujet est habituellement bon. Mais il n'en est pas toujours ainsi. Il faut alors
chercher, pour expliquer ce mauvais état, une autre
cause que celle d'un petit calcul situé dans l'urètre prostatique. A moins, bien entendu, que le malade ne soit
infecté; mais alors c'est déjà une complication et il nous
faudra ultérieurement étudier cette infection terminale
dans tous ses détails.

L'étude de la période de début, telle que nous venons
de l'indiquer, ne donne pas toujours cependant des résultats aussi nets. A côté des observations dans lesquelles on trouve tous les symptômes précédemment décrits,
il en est d'autres où cette période de début a passé complètement inaperçue, les quelques troubles légers res-
sentis par le malade n'ayant pas une importance telle
qu'on y prête la moindre attention. Dans ce cas, qui est
loin d'être rare, on arrive pour ainsi dire d'emblée à la
période d'état.

II. — Période d'état.

Si les symptômes de la période de début ne présentent rien de net au point de vue symptomatique, il n'en
est pas de même pour ceux de la période qui suit. La
maladie est alors en pleine évolution; elle présente des

caractères bien précis et grâce auxquels, avec un peu
d'attention, il est impossible de se tromper. Les troubles
fonctionnels, physiques et *généraux* ont atteint leur maxi-
mum d'intensité et se présentent sous les formes suivantes :

a) *Symptômes fonctionnels.* — La douleur est cons-
tante, mais d'intensité variable. Les malades éprouvent
une sensation de gêne, de pesanteur du côté du périnée. Les mictions ne sont plus normales, elles sont fréquentes, impérieuses et douloureuses comme dans la
cystite. Les hématuries sont fréquentes. Il peut y avoir
de l'incontinence. On a également noté des troubles de
l'éjaculation; celle-ci est douloureuse, quelquefois impossible. Dans certains cas, il existe du priapisme (Obs.
49).

b) *Symptômes physiques.* — De beaucoup les plus
importants, ils méritent qu'on y insiste, car c'est sur eux
que repose le diagnostic.

2° *Urètre.* — L'exploration de l'urètre doit être faite
avec un explorateur à boule. Et il n'est pas indifférent
d'insister sur ce point, car on peut dire que dans les cas
qui nous occupent, il n'y a pas d'autre moyen d'obtenir
un résultat précis, ni de percevoir toutes les sensations
que doit donner l'examen complet du canal. Un instrument rigide peut en effet très bien passer à côté d'un
calcul sans révéler sa présence (Guyon) et nous en
rapportons plus loin des exemples frappants. Muni
donc d'un explorateur à boule, on chemine le long du
canal. Très fréquemment on se trouve arrêté par un
rétrécissement; une fois ce rétrécissement franchi, l'extré-

mité du cathéter s'engage dans l'urètre profond, et arrive au niveau de la région prostatique. A ce niveau, ou bien le cathétérisme est possible et on pénètre dans la vessie, ou bien le cathétérisme est complètement impossible.

Dans le premier cas, à l'aller comme au retour, on peut percevoir une sensation de *frottement* absolument caractéristique produite par le contact du cathéter avec les calculs. Elle est *rude* et *rapeuse* et il est en effet impossible de s'y tromper. Dans le second cas, on peut avoir aussi la même impression et on sent en même temps la bougie exploratrice se perdre et s'enrouler dans la masse calculeuse.

Cette sensation nous permet d'affirmer soit des calculs de l'urètre prostatique, soit des calculs cavitaires en communication avec l'urètre. Mais il s'en faut qu'il en soit toujours ainsi, la bougie bute et c'est le seul renseignement vrai sur lequel on peut se baser : le canal est obstrué par un calcul.

2° *Vessie*. — Dans le cas de cathétérisme complet qui est du reste le plus fréquent, on peut trouver ou non un calcul vésical. De même la capacité vésicale peut être augmentée, mais toujours ou à peu près les urines sont troubles.

3° *Prostate*. — L'examen de la prostate par le rectum est tout aussi important que le toucher intraprostatique par l'explorateur à boule introduit par l'urètre. Le doigt arrivé sur la prostate constate : 1° que celle-ci est de consistance anormale, dure; cette dureté rappelle celle de la pierre. La glande paraît être hypertrophiée; 2° le plus souvent, mais pas toujours, une sensation de *crépitation*

absolument caractéristique. Cette crépitation est produite par le frottement et la collision des calculs intraprostatiques dont les facettes sont en contact.

Nous verrons au chapitre diagnostic qu'on peut déterminer en combinant les deux touches prostatiques, toucher rectal et toucher urétral, à quelle variété de calculs
on a affaire.

c) *Symptômes généraux.* — Il n'est pas rare de trouver
des malades porteurs de volumineux calculs de l'urètre
prostatique ou de la prostate avec un état général satis-
faisant. D'autres fois, au contraire, lorsqu'ils sont infec-
tés, leur état général peut être défectueux. Ils présentent
alors tous les symptômes d'un prostatique infecté, d'un
empoisonnement urineux.

(N. B.) Nous avons fait remarquer, dans la première
partie de ce chapitre, que des petits calculs de la période
de début pouvaient passer inaperçus. Ce fait compréhen-
sible, quand il s'agit de ces petites formations calculeuses, est encore vrai pour les gros calculs de la région
prostatique à la période d'état. Ceci peut paraître, à
priori, exagéré, mais des observations prouvent la véra-
cité de ce que nous avançons. Il arrive que ces calculs,
englobés dans le tissu de la glande, ne révèlent pas
leur existence pendant la vie.

Ils ne donnent lieu à aucun des symptômes que nous
venons d'énumérer, et ce n'est qu'à l'autopsie que l'on
découvre des calculs qui ont pu atteindre même le
volume d'un œuf sans qu'on ait pu soupçonner leur existence.

COMPLICATIONS ET PRONOSTIC

Nous réunissons sous un même titre les complications et le pronostic. Suivant, en effet, que les premières seront plus ou moins graves, le second deviendra plus ou moins sombre et c'est l'étude des complications qui permettra de prévoir le mode de terminaison de la maladie.

I. — Complications.

Un calcul logé dans l'urètre prostatique ou dans la prostate peut provoquer des complications d'infection qui évoluent dans la loge prostatique même ou qui envahissent l'arbre urinaire tout entier et tout l'organisme. De là deux sortes de complications, les unes locales, les autres générales.

A. — Complications locales.

Les complications locales sont dues à *l'exagération des symptômes fonctionnels,* à la *congestion,* aux *poussées inflammatoires* de la prostate.

a) *Exagération des symptômes fonctionnels.* — A la sensation de douleur et de pesanteur dans le périnée, succèdent des douleurs très violentes rendant toute vie active impossible; la station assise et debout est douloureuse. Les mictions fréquentes font place à de l'incontinence, elles deviennent sanglantes. Le malade ne peut plus garder ses urines, l'éjaculation qui était difficile devient douloureuse et même impossible. La prostate qui, jusque-là, avait toléré la présence de ces calculs, va réagir, se congestionner.

b) *Phénomènes de congestion.* — Ces phénomènes se traduisent par de la rétention ou *partielle* ou *totale*. Si elle est partielle, elle nécessite une évacuation par des sondages répétés; si elle est totale, elle amène à une intervention rapide pour éviter toutes les complications auxquelles elle donne lieu.

c) *Phénomènes inflammatoires.* — Les calculs de la région prostatique provoquent des poussées inflammatoires successives. Elles se reproduisent assez fréquemment, et arrivent à former un abcès dans la glande. On se trouve alors en présence des symptômes d'une prostatite aiguë suppurée. Le pus se fait jour soit du côté de l'urètre, soit du côté du périnée, et une fistule est constituée : fistule périnéale ou fistule rectale.

Il n'est pas rare en examinant un malade, porteur de ces fistules, d'arriver sur la masse calculeuse en introduisant un stylet dans le trajet fistuleux. Il ne faut pas oublier que des calculs secondaires peuvent se former dans la fistule et s'éliminer d'eux-mêmes sans qu'on soit obligé de recourir à une intervention. Enfin, la présence des calculs peut donner lieu à une infiltration d'urine avec toutes ses complications, abcès, décollements, fièvre urineuse.

B. — Complications générales.

L'infection qui, jusque-là, n'avait provoqué que des réactions locales, va se propager, gagner les voies urinaires supérieures et donner lieu aux symptômes d'infection urinaire.

1° La vessie qui est dans un état de réceptivité favorable, étant donnée la présence des calculs prostatiques et fréquemment aussi la présence d'un rétrécissement, se laisse facilement envahir par l'infection. Les urines sont troubles, purulentes, d'odeur fortement ammoniacale. Il y a de la distension et de la rétention.

2° L'infection gagne les uretères et le rein et on assiste à l'évolution d'une pyélo-néphrite avec tous les symptômes graves qui l'accompagnent, troubles gastriques, et intestinaux, dont la terminaison est souvent fatale; prostate, vessie et rein contribuent dès lors à l'empoisonnement urineux. Des accidents sérieux, souvent mortels, en sont la conséquence ordinaire.

II. — Pronostic.

Le pronostic des affections calculeuses de la région prostatique est en général bénin. Leur présence dans cette région, les fait rentrer dans la catégorie des corps

étrangers que l'on peut presque toujours extraire. Le
pronostic ne s'assombrit que dans les cas de complications graves que nous avons étudiés dans la première
partie de ce chapitre.

1° *Petit calcul migrateur.* — Il est inutile d'insister
sur la bénignité de ces petites formations. Leur évacuation, naturelle quelquefois, est faite par une intervention légère et dont les suites, comme nous le verrons au
chapitre traitement, n'offrent aucun danger.

2° *Calculs volumineux de l'urètre prostatique et calculs
cavitaires.* — La question devient ici un peu plus délicate. L'intervention chirurgicale que nécessite ces formations calculeuses est plus importante, qu'on les enlève
par la voie urétrale ou par la voie périnéale. Mais c'est
en somme une opération facile, n'aggravant en rien le
pronostic et ne comportant que les dangers qui accompagnent toute espèce d'opération sanglante. Chez un sujet
sain, vigoureux, n'éprouvant que les symptômes dus à
ces calculs, le pronostic est favorable.

Il n'en va pas de même lorsqu'on se trouve en présence d'un malade dont l'état général est mauvais. Affai-
bli par la violence des symptômes qu'il éprouve depuis
déjà longtemps, miné par l'infection, il est dans de très
mauvaises conditions pour supporter une opération.
Quelquefois même, l'état général devient une contre-
indication absolue à toute espèce d'intervention. En
résumé, tout dépend dans le pronostic de l'état général
du sujet et de sa force de résistance à l'infection.

DIAGNOSTIC

Nous avons vu dans le chapitre précédent que l'étude symptomatique des calculs de la prostate amène à considérer dans leur évolution deux périodes, une période de début où les symptômes sont peu nets et une période d'état où il existe des symptômes caractéristiques. Néanmoins, même à cette période d'état, si les symptômes fonctionnels peuvent attirer l'attention du côté des voies urinaires, jamais ils ne forment un ensemble symptomatique qui permette de poser un diagnostic avec quelque certitude. Ce n'est absolument que sur l'exploration de la prostate par l'urètre et par le rectum qu'on arrive à connaître la nature exacte de la maladie.

Les conditions dans lesquelles se présentent ces explorations sont d'ailleurs différentes suivant les cas ; et on comprend que le diagnostic de l'existence du calcul peut être particulièrement facile, lorsque l'exploration dénote un frottement calculeux, tandis que les difficultés sont grandes lorsque « le toucher intra-urétral ne donne rien » et que le toucher rectal dénote seulement une prostate volumineuse et plus ou moins irrégulière.

Au point de vue du diagnostic, il faut donc diviser les observations en deux catégories :

1° Celles dans lesquelles il existe un frottement intra-urétral.

2° Celles dans lesquelles il n'en existe pas.

1° *Il existe un frottement intra-urétral*. — Lorsque l'explorateur à boule, ou lorsqu'une bougie dénote la présence d'un calcul, le premier devoir du clinicien est de se demander quelle est la situation exacte de ce calcul. Sans doute si la sonde n'est pas enfoncée complètement, si la boule n'a pas traversé la région membraneuse, le diagnostic de calcul de l'urètre antérieur est facile, mais il n'en est pas toujours de même et c'est parfois seulement lorsqu'on a pénétré déjà dans la vessie, qu'on sent par hasard le frottement calculeux. Dans ce cas le moyen le plus simple serait de faire une exploration métallique de la vessie ou une cystoscopie, néanmoins il faut bien se dire qu'un chirurgien exercé se trompe rarement entre un calcul de l'urètre et un calcul vésical à proprement parler. L'absence de mobilité du caillou, le frottement plus fort au passage du col, la longue durée du contact peuvent d'autre part aider, sans parler de l'exploration combinée par le rectum, au diagnostic de calcul vésico-prostatique.

Voici donc une première série de cas bien caractéristiques. On sait qu'il existe un calcul dans l'urètre prostatique. Il ne reste plus qu'à en déterminer la place exacte, les connexions, le volume, les complications, renseignements qui ont une importance capitale au point de vue de la thérapeutique à appliquer, comme nous le verrons dans le chapitre suivant.

Il ne faut pas croire cependant que toujours il en soit

ainsi et dans nombre d'observations où le calcul était dans l'urètre prostatique ou dans la prostate et communiquant largement avec l'urètre, le passage de la sonde ne donnait aucun renseignement. L'exploration négative de l'urètre ne permet donc pas d'infirmer le diagnostic de calcul de la prostate et même de calcul de la prostate abordable par l'urètre.

2° *Il n'existe pas de frottement intra-urétral.* — Quand l'exploration urétrale est restée négative, le toucher rectal peut encore donner des renseignements, et à ce propos, avant d'examiner ce que cette méthode peut donner par elle-même, il est bon de dire qu'associée au sondage, elle permet parfois de percevoir le frottement calculeux que l'exploration urétrale seule est incapable de donner.

Le doigt introduit dans le rectum peut présenter des signes caractéristiques de calculose prostatique ou bien des signes incertains et sur la valeur desquels il faut discuter.

Les signes caractéristiques sont de deux ordres : ou bien, il existe de la *crépitation,* ou bien on perçoit un bloc dur, régulier. Par places la masse est recouverte de tissu prostatique resté souple, ou bien tout l'organe est distendu par le caillou, qui n'est séparé du doigt explorateur que par une coque mince de tissu à travers laquelle il perçoit les aspérités, les irrégularités et les contours des calculs. Ici on ne peut donc se tromper et c'est seulement pour être complet, qu'il est nécessaire de mettre en garde contre la présence de ces gros blocs prostatiques cancéreux dont les cornes tendent à s'échapper par les

échancrures sciatiques, et dont les bords paraissent sou-
dés avec les parois osseuses du bassin.

b) Quand on n'a pas senti de crépitation, quand on ne
trouve pas de masse calculeuse considérable, le diagnostic est certainement beaucoup plus difficile et toutes les
causes qui peuvent produire une augmentation de volume de la prostate ou une induration partielle ou totale
de la glande, depuis l'hypertrophie jusqu'au néoplasme
en passant par la tuberculose sont sujettes à faire naître
des erreurs de diagnostic.

Le *néoplasme* prête surtout à confusion quand on ne
trouve d'induration que dans un des côtés de l'organe et
quand il ne s'étend pas encore, cliniquement parlant, au
loin dans le bassin. Comme dans le calcul il peut y
avoir augmentation plus molle du reste de la prostate,
et les symptômes fonctionnels, hématurie comprise,
peuvent présenter les mêmes caractères. C'est surtout
dans la durée depuis le début, la marche et la présence
des ganglions qu'on devra chercher les éléments de diagnostic. Sans doute le cancer peut n'être qu'une suite de
l'hypertrophie et alors la date des premiers symptômes fonctionnels est également très éloignée. Mais s'il s'agit de cancer, l'évolution ultérieure sera beaucoup plus rapide, l'induration s'étendra plus vite et d'autre part les propagations
ganglionnaires le long du bassin, ou dans les ganglions
inguinaux ne tarderont généralement pas à se montrer.

La *tuberculose* de la prostate peut, elle aussi, se présenter sous forme d'induration disséminée de la glande.
On peut trouver de véritables noyaux multiples et durs,
qui pourraient faire penser à la présence de calculs.

Aussi c'est moins sur l'état de la glande elle-même que sur l'état des parties voisines, sur les lésions de la vessie et des reins, sur l'examen de l'état général qu'on devra se baser. La tuberculose de la prostate est rare sans qu'on trouve cliniquement quelque chose soit du côté des vésicules, soit du côté de l'épididyme. La présence d'une cystite qui a les aspects d'une cystite tuberculeuse et l'aspect général du malade donnent alors des renseignements de première importance.

Il reste à parler de la prostatite chronique et de l'hypertrophie simple, ce sont de beaucoup les diagnostics les plus embarrassants.

Dans *l'hypertrophie simple,* en effet, il est fréquent de trouver de petites concrétions prostatiques cliniquement peu appréciables. D'autre part dans l'hypertrophie simple, on sent souvent des noyaux plus fermes, qui, même pour un doigt exercé, semblent des corps étangers dans la masse glandulaire.

Dans la *prostatite chronique*, là où il existe des petits noyaux durs, disséminés, parfois réunis en petits amas, irréguliers, le diagnostic est encore plus difficile. On hésite, pour savoir, s'il y a début de néoplasie maligne, car les lésions ne semblent pas augmenter rapidement, et dans la calculose justement, la progression est très lente. On comprend donc combien il est difficile d'affirmer ou d'infirmer le diagnostic de calculs intra-prostatiques peu volumineux, surtout si l'on songe à la présence possible de calculs dans une prostate hypertrophiée ou enflammée chroniquement. Bien souvent le diagnostic reste douteux, et si, poussé par les symptômes fonction-

nels, on se trouve amené à une intervention, le premier
temps de l'opération devient vraiment le seul moyen de
diagnostic certain. Dans le cas où le diagnostic positif de
la prostate aura été posé, il restera, néanmoins d'autres
points à élucider. Il faudra en effet essayer par une étude
approfondie des symptômes et des résultats de l'examen physique essayer de connaître aussi exactement que
possible, s'il existe plusieurs localisations de calculs
dans la glande, si ces calculs tendent à proéminer du
côté de l'urètre ou du côté du rectum, s'ils sont incrus-
tés profondément dans le tissu glandulaire, s'il existe
des complications inflammatoires et quel est leur degré,
tous renseignements indispensables pour le diagnostic
de l'intervention, de sa légitimité, de sa nécessité et de
la technique à employer. Nous allons étudier chacun de
ces points au chapitre suivant.

TRAITEMENT

En principe, un malade chez lequel l'étude des symptômes et l'exploration méthodique ont permis de diagnostiquer la présence d'un calcul de la région prostatique doit être débarrassé de son calcul. Ceci résulte de ce qu'un petit calcul livré à lui-même augmente progressivement de volume, au point d'amener les symptômes graves décrits plus haut et surtout de ce fait qu'il expose le porteur du calcul à des complications d'infections importantes et dangereuses. L'ablation est le seul traitement rationnel.

Mais, dans la pratique, avant d'intervenir différentes questions se présentent à l'esprit du chirurgien. L'opération à laquelle il va procéder est-elle possible, c'est-à-dire la région qu'il va aborder est-elle suffisamment accessible ? L'intervention est-elle justifiée et dans ce cas, à quel moment doit-elle être faite. Répondre à chacune de ces questions, c'est poser les indications de l'intervention et décrire les divers modes opératoires.

1° *Peut-on opérer les calculs de la prostate ?* Que les calculs soient dans l'urètre prostatique, qu'ils soient dans une cavité en communication avec l'urètre ou qu'ils soient intraprostatiques, ils sont toujours abordables. On pourra facilement parvenir jusqu'à eux. La région qu'ils occupent est facilement accessible, toutes les opérations qui se font journellement sur l'urètre, la vessie et la prostate en font foi. Donc *on peut opérer*.

2° *Doit-on opérer*? Pour répondre à cette question il est bon de distinguer d'abord à quelle sorte de calculs on peut avoir affaire.

Si c'est, en effet, un *petit calcul* migrateur engagé dans l'urètre, on peut à la rigueur ajourner l'intervention. Ne voit-on pas souvent des malades atteints de calculose supérieure expulser d'eux-mêmes leur calcul au dehors. Engagés dans l'urètre prostatique ces calculs cheminent petit à petit dans le canal et à la suite d'efforts plus ou moins violents et douloureux, suivant leur grosseur, ils finissent par être expulsés. De même dans le cas de petits calculs cavitaires, on est en droit de temporiser. Dans l'un comme dans l'autre cas, ce sont les troubles fonctionnels qui déterminent l'intervention, car, suivant leur importance et leur intensité, cette dernière est seulement justifiée ou absolument nécessaire.

Dans le cas de *gros calcul* la question est simple, on doit *toujours intervenir*. Et il faut entendre par gros calcul, tout calcul qui, à l'exploration urétrale, donne la sensation de frottement, ou à l'exploration rectale, la sensation de crépitation lorsque en même temps la prostate elle-même paraît volumineuse et fait une saillie notable.

3° *Quand doit-on opérer*? Lorsque les signes physiques

de calcul sont nettement établis, et que les troubles urinaires déjà décrits sont suffisamment accentués, il est temps d'intervenir. La seule contre-indication opératoire vient de l'état général du sujet. Un malade anémié, presque cachectique, très fortement infecté, pourrait ne pas avoir la force de résistance nécessaire pour affronter l'opération et à cette période, les bénéfices qu'il retirerait de l'ablation de son calcul ne sont pas suffisants pour justifier l'intervention.

4° *Comment opérer?* C'est de beaucoup la question la plus importante, et celle qui mérite une étude approfondie.

On peut atteindre les calculs de trois façons différentes. Par l'urètre, par le périnée et enfin par le rectum. On comprend aisément qu'il est facile de parvenir au niveau de toutes les variétés de calculs de la région prostatique, décrites au chapitre d'Anatomie pathologique, en suivant les voies différentes que nous venons d'indiquer. Logiquement il faudrait commencer par décrire le manuel opératoire de ces différentes interventions dans l'ordre donné plus haut, c'est-à-dire par la voie urétrale, par la voie périnéale et par la voie rectale. C'est à dessein que nous allons décrire immédiatement la voie rectale pour la rejeter du reste et afin de ne plus avoir à nous en occuper.

I. — Voie rectale.

Pratiquée jusqu'à ces dernières années par de très nombreux chirurgiens, cette opération consiste à aller

inciser directement la prostate sur sa face rectale après
dilatation préalable du sphincter anal et à procéder à l'extraction des calculs. Tous les opérateurs qui ont employé
ce mode d'intervention s'accordent à en signaler les
côtés défectueux, non pas au point de vue de l'extraction
même des calculs, mais bien à cause de la fistule rectale
qui en résulte. Béraud (1) dit « que c'est une opération
qui ne laisse pas que d'être très grave ». Velpeau (2) rapporte que sur cent opérations de ce genre, on compte
une vingtaine de morts, autant de fistules et plusieurs
accidents qui ont mis la vie des malades en danger.

Le seul avantage qui pourrait militer en faveur de ce
procédé d'extraction, c'est la facilité avec laquelle on
tombe sur un calcul pointant dans le rectum et n'en
étant séparé que par la muqueuse. Une fistule urétro-
rectale existant en même temps que des calculs intraprostatiques pourrait encore justifier ce mode opératoire ; mais étant donnés les graves inconvénients
consécutifs à ce mode de traitement, il faut le proscrire
complètement. Il suffit, pour éclairer son opinion, de lire
les observations que nous publions de malades porteurs
de calculs prostatiques et opérés par le rectum. C'est
vouer le malade à une fistule urétro-rectale presque
certaine avec toutes les complications et les dangers qui
l'accompagnent (infection, infiltration, etc.). Sans insister davantage passons à la voie urétrale.

---

(1) Béraud. *Thèse,* Paris, 1857, p. 408.
(2) Velpeau. Éléments de médecine opératoire, 1839.

II. — Voie urétrale.

Avant d'intervenir par la voie urétrale, il est nécessaire de bien savoir non seulement à quelle variété de calcul on a affaire, mais surtout quel en est le volume. La conduite à tenir est toute différente, en effet, dans l'un et l'autre cas.

A. **Petit calcul**. — Il s'agit le plus souvent d'un petit calcul migrateur. On a le choix entre deux moyens.

Extraire directement le calcul ou le repousser dans la vessie, et faire la lithotritie.

1° *Extraction directe*. — Elle se fait au moyen d'une pince, introduite directement par le canal, jusqu'au niveau du calcul. Celui-ci est saisi entre les mors de l'instrument et ramené au dehors. C'est une opération bénigne et que le malade supporte facilement. Malteste et Béraud se servaient de pinces de Hunter ou de Hales. Leroy d'Étiolles employait une curette articulée qui, paraît-il, lui aurait donné de bons résultats.

M. le Dr Janet vient de faire faire un crochet spécial pour l'extraction de ces petits calculs. Nous en publions un dessin. Ce crochet perpendiculaire sur sa

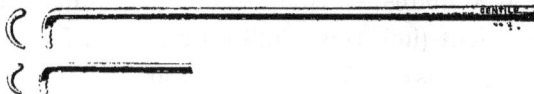

Fig. 18.

tige, arrondi en demi-cercle et dont le bord inférieur est dentelé, peut glisser dans la lumière de l'urétroscope, et arriver ainsi jusqu'au niveau du calcul que l'on a sous les yeux. On fait alors passer le crochet entre le calcul et la paroi urétrale jusqu'à ce qu'il soit arrivé en arrière, puis, faisant décrire un quart de cercle à ce crochet, on fixe le calcul, qui est ainsi facilement ramené au dehors en même temps que l'urétroscope :

2° *Refoulement et lithotritie.* — Si le calcul, quoique petit, est d'un calibre supérieur à celui de l'urètre, le meilleur procédé opératoire est de le refouler dans la vessie au moyen d'un gros explorateur. On se trouve alors en présence d'un calcul vésical, qu'il est facile de broyer par le procédé ordinaire. Ce procédé est employé depuis très longtemps, il a rencontré ses partisans et ses détracteurs. Vidal de Cassis et Velpeau blâment cette méthode qui a été défendue par Voillemier et Mercier.

B. *Gros calcul.* — Quand le ou les calculs remplissent toute la portion prostatique de l'urètre, et l'ont transformée, en la dilatant, en une poche calculeuse, on peut procéder à leur extraction de deux façons différentes.

1° *Lithotritie sur place.* — Cette opération consiste à broyer les calculs là où ils sont situés, au moyen d'un lithotriteur ordinaire (1). Cette opération est peu ou pas employée. Pratiquée surtout par Leroy d'Étiolles, qui avait inventé un instrument spécial un litholabe (1842), elle offre bien des inconvénients. L'opération est délicate, car le champ opératoire est très limité, et les branches

---

(1) GUIARD. Lithotritie urétrale appliquée au traitement des calculs de la région prostatique. Congrès d'urologie, Paris, 1899, p. 328.

de l'instrument se meuvent avec difficulté dans l'urètre prostatique. Le broiement n'est pas toujours suffisant, de telle sorte que le chirurgien se trouve obligé à recourir à une opération sanglante. En outre les manœuvres que nécessite ce broiement peuvent occasionner des hémorragies, infiltrations, etc.

2° *Extraction après incision de l'urètre.* — Cette deuxième façon d'opérer rentre dans les procédés opératoires par voie périnéale. Nous allons la décrire au paragraphe suivant.

III. — Voie périnéale.

On doit adopter, de préférence à toute autre, l'intervention par le périnée, lorsque l'on a affaire à de volumineux calculs de l'urètre prostatique ou aux deux formes de calculs cavitaires.

Ce mode opératoire est connu et pratiqué depuis longtemps. Mercier conseille d'avoir recours à la taille latérale faite du côté malade si le calcul occupe l'un des lobes de la prostate. S'il y en a des deux côtés, il recommande la taille bilatérale et surtout la taille prérectale. Velpeau conseille l'opération de la boutonnière et Vidal avait recours à la taille médiane. Thompson considère l'incision sur le raphé du périnée comme étant la meilleure. Enfin Malteste emploie surtout la taille prérectale.

L'extraction des calculs par la voie périnéale peut en somme se faire de deux façons, soit qu'on aille directement à travers le tissu prostatique par une taille prérectale, soit qu'on passe par le canal urétral en faisant la taille ou la simple boutonnière périnéale. Ces opérations

ne doivent pas être employées indifféremment, elles
répondent à des indications bien nettes qu'il est utile de
préciser.

A. — Indications.

Le choix du procédé opératoire dépend uniquement
du diagnostic.

Il est en effet très important de savoir, au point de
vue des suites opératoires, s'il existe une communication
entre l'urètre et la cavité qui contient les calculs. Dans
le cas où cette communication n'existe pas, c'est-à-dire
lorsqu'on se trouve en présence de calculs intraprostatiques, l'incision directe à travers le tissu prostatique par
le périnée, sans toucher à l'urètre, est indiquée. On se
met ainsi plus à l'abri d'une fistule toujours gênante pour
le malade et la guérison est plus facile. L'opération périnéale faite sans qu'on s'occupe autrement de l'urètre que
pour ne pas y toucher, devient d'ailleurs une opération
de nécessité quand le calcul fait une saillie considérable
à la surface externe de la prostate. En effet elle se trouve
constituer le meilleur procédé pour donner une plaie qui
aura le minimum de profondeur. A gros calcul isolé de
l'urètre, à périnée épais convient donc l'incision directe
de la prostate par le périnée.

Si au contraire les calculs qu'il faut extraire sont des
gros calculs de l'urètre prostatique ou des calculs cavitaires en communication avec l'urètre, on n'a plus à
craindre de léser le canal qui l'est déjà, et c'est à l'incision de l'urètre par le périnée qu'il est préférable d'avoir

recours. D'ailleurs, par l'urètre incisé et dilaté on arrive très facilement à explorer la prostate et à pénétrer dans le ou les foyers calculeux qu'il s'agit de vider. Pour ce qui est du choix entre ces deux modes opératoires, il est nécessaire d'ajouter que la simple boutonnière suivie de dilatation ne peut donner de bons résultats que quand le périnée est mince ; dans le cas contraire, chez les sujets gras par exemple, on n'aurait pas assez de jour et il est préférable de faire la taille prérectale. Ce point très important étant bien établi, il nous reste à décrire le manuel opératoire de ces deux opérations.

B. — Manuel opératoire.

a. Incision directe de la prostate par le périnée.

La meilleure incision, celle qui donne le plus de jour est l'incision de la taille prérectale, suivant le procédé de Nélaton.

Après section de la peau et des plans superficiels à forme de croissant à concavité postérieure, à un petit travers de doigt en avant de l'anus, on traverse le plan musculaire au niveau de l'extrémité antérieure du sphincter anal, et cheminant en avant du rectum, en arrière du bulbe, on arrive sur la prostate, que l'on reconnaît au fond de la plaie, que l'on dégage complètement et que l'on incise au niveau de la masse calculeuse. Des écarteurs bien placés permettent de voir nettement la région dans laquelle on travaille. On touche les cailloux avec l'extrémité du doigt et après les avoir dégagés peu à peu du tissu prostatique qui les enserre, on arrive facilement à les amener au dehors avec des tenettes ou des pinces appropriées.

Dans cette opération, il faut s'attacher à ne pas léser le canal, ce qui ultérieurement peut provoquer la formation de fistules urétro-périnéales parfois difficiles à tarir. D'ailleurs, que cette complication opératoire survienne ou non, jamais il ne faut chercher à fermer la plaie que l'on a créée, ce serait s'exposer à des mécomptes, la cicatrisation doit se faire par seconde intention. Il faut tamponner profondément, et dans la suite retirer peu à peu les mèches de façon à bien s'assurer que la plaie se comble de la profondeur vers la superficie.

b. *Taille périnéale et dilatation.*

La technique de la taille périnéale est trop connue pour que nous ayons à y revenir. Nous dirons un mot seulement de la boutonnière suivie de dilatation du col. Après avoir fait une taille périnéale médiane typique, dont l'incision cependant est restreinte et mesure trois centimètres environ, on introduit, sur le catheter cannelé et jusque dans la vessie, le dilatateur de Guyon, dans lequel on fait passer successivement les cinq mandrins qui permettent de forcer le col vésical. Ce n'est qu'ultérieurement après avoir enlevé le dilatateur, que le doigt introduit dans la plaie explore la région prostatique dilatée et reconnaît la présence des orifices au niveau desquels il sent poindre des calculs.

Dans ces opérations périnéales faites par l'urètre, l'extrémité de l'index, travaillant aussi dans la profondeur, dégage ces calculs, convertit les différentes logettes qui les contiennent en une poche unique et guide les pinces qui vont cueillir, sur place, toutes les concrétions. Quand l'extraction est terminée il est bon, étant donnée la fréquence de la présence de petites granulations calculeuses, de faire un lavage de la poche avec une sonde dont le bec est porté à l'intérieur de la cavité prostatique. Pour terminer on place pendant quelques jours une sonde de Pezzer dans la vessie.

Cette opération est suivie rapidement d'une cicatrisation complète, elle n'expose pas à la formation de fistules, et, si on a soin de ne pas enlever la sonde avant que la poche prostatique ne soit revenue sur elle-même et ne soit cicatrisée complètement, on obtient ainsi les meilleurs résultats.

OBSERVATIONS

Obs. 1. — Morgagni (1) (résumée).

Calculs cavitaires non en communication avec l'urètre.

Je trouvai dans la glande prostate qui était agrandie, et dont la circonférence était d'un rouge brun, je trouvai, dis-je, en quelques endroits, dans le reste de la substance qui d'ailleurs était dans l'état naturel, des petits grains, comme ceux du tabac, qui avaient une couleur noirâtre mêlée d'une teinte jaunâtre. Ces grains n'étaient pas éloignés de la face interne de l'urètre, les uns se trouvant dispersés çà et là, et les autres étant pressés dans une seule cavité beaucoup plus petite que celle dont il a été parlé.

Obs. 2. — Scarpa (1) (résumée).

Calcul de l'urètre prostatique.

Henri T..., âgé de 20 ans, serrurier, était depuis longtemps incommodé par une incontinence d'urine causée par un calcul qui s'était arrêté dans le col de l'urètre, où il avait ensuite pris de l'accroissement. Je pratiquai la taille latérale pour en opérer l'extraction. Je fis sur la cannelure du cathéter, immédiatement au-

---

(1) Morgagni. Adversaria anatomica, 1762, 42e lettre.

(2) Scarpa. Opération de la taille, 1826, p. 177.

dessous du bulbe, une petite incision à la portion membraneuse de l'urètre, par laquelle j'introduisis une sonde ordinaire, mais qu'il me fut impossible de faire pénétrer entre le calcul et la prostate. Je fus alors obligé d'inciser le col de l'urètre sur le calcul. Ayant ainsi mis le calcul presque entièrement à découvert, il me fut impossible de le saisir avec de petites tenettes, non plus qu'avec des pinces à polype, parce qu'il était tellement resserré par les parois du col de l'urètre que je ne pus parvenir à introduire et à ouvrir les mors de ces instruments. J'eus recours alors à un élévatoire en cuiller, à l'aide duquel je le détachai facilement et l'attirai en dehors, en prenant un point d'appui pour l'instrument au-dessous de l'arcade du pubis. La grosseur de ce calcul était assez considérable : il présentait en outre une partie saillante et rétrécie, qui s'engageait dans l'orifice de la vessie ; on observait à sa face interne et postérieure un sillon creusé dans son épaisseur, par lequel l'urine pouvait s'écouler. L'incontinence d'urine dont ce malade était affecté résultait de la dilatation permanente de l'orifice de la vessie, causée par la présence de la partie saillante du calcul. Guérison.

Obs. 3. — Chopart (1) (résumée).

Calculs cavitaires non en communication avec l'urètre.

Chez un malade de 69 ans, ayant eu des gonorrhées et mort de rétention d'urine, la prostate doublée de volume représentait une espèce de gésier rempli de graviers. Elle contenait dans les tissus de ses cellules ou dans de petits kystes, une grande quantité de pierres dures, dont les plus petites étaient comme des grains de sable et les plus volumineuses comme des gros pois, elles avaient la couleur et la transparence du grenat.

----

(1) Chopart. Mal. des voies urin., 1830, p.

Obs. 4. — Dupuytren (1).

Calculs cavitaires non en communication avec l'urètre.

La taille ayant été pratiquée suivant la méthode bilatérale, deux petits calculs rugueux, d'une couleur noirâtre et composés d'oxalate de chaux, furent successivement extraits par la pince. Le doigt qui avait exploré la vessie entraîna encore au dehors 5 ou 6 graviers de la grosseur d'un grain de chènevis, qu'il rencontra dans le tissu de la prostate ; ils étaient d'un jaune rougeâtre et demi-transparents.

Obs. 5. — Dupuytren (2) (résumée).

Calculs cavitaires en communication avec l'urètre.

M. le Pr Dupuytren a communiqué une observation de taille pour un cas de calcul de la prostate. Les signes de calcul de cette maladie, qu'il a eu l'occasion de traiter plusieurs fois, sont des fistules prostatiques au périnée, un obstacle au col de la vessie, *qu'on reconnaît par la sonde qui sent un corps dur et volumineux, tandis qu'elle n'indique rien dans cette dernière cavité.* Pour le cas cité, il a pratiqué la taille latérale et incisé sur les pierres, les concrétions phosphatiques adhéraient en forme de chapelet et avaient le volume d'une petite noix. L'analyse qui en a été faite y a démontré 6 parties de phosphate de chaux et 13 d'une matière animale. M. Thénard, dans une autre espèce, a trouvé de l'oxalate de chaux pur.

---

(1) Dupuytren. Clinique chirurg., 1832, p. 720.
(2) Dupuytren. In Dict. sciences médicales, t. XLV, p. 478.

Obs. 6. — Vaux (1) (résumée).

Calculs cavitaires non en communication avec l'urètre.

La personne dont il s'agit était âgée de trente à quarante ans. Elle avait accidentellement rendu de petites pierres provenant de sa vessie, avec plus ou moins d'incommodité, et elle avait été tourmentée par une maladie de la prostate ; mais, à l'époque de sa mort, elle n'éprouvait pas d'incommodité particulière dans la vessie, et ne s'apercevait d'aucune altération dans la sécrétion de l'urine. On n'avait eu d'autre éveil sur son danger qu'un accès de fièvre avec transport, dont il fut pris subitement, comme étant dû à une grande cause d'irritation, et cependant sans aucune douleur particulière. Dans cet état, ses facultés vitales s'affaiblirent rapidement, et il mourut dans peu de jours. Son corps fut ouvert et l'on reconnut qu'un des reins était réduit à l'état d'un petit kyste, sans aucun reste distinct de tissu organique qui eût pu servir à le faire reconnaître, si ce n'est son attache à l'urètre. On trouva l'autre *rein* dilaté, et *contenant plusieurs calculs de l'espèce cystique,* ainsi que je m'en assurai par examen chimique. Un de ces calculs avait pris la forme de la cavité du rein d'où il fut extrait. Il ne se rencontra aucun calcul dans la vessie. *La prostate était considérablement dilatée* et contenait plusieurs calculs, dont un, que j'eus l'occasion d'examiner, était composé comme à l'ordinaire, c'est-à-dire de phosphate de chaux.

Obs. 7. — Larcher (2) (résumée).

Calculs cavitaires non en communication avec l'urètre.

M. Larcher présente la vessie et la prostate d'un homme qui vint à la Charité demandant à être sondé. L'abdomen ayant été

(1) Vaux. In *thèse* Marcet, 1833, p. 87.
(2) Larcher. *Bull. Soc. anat.*, 1834, p. 218.

exploré, et les personnes auxquelles s'adressa le malade ayant cru reconnaître que la distension de l'abdomen, qui existait chez cet homme, tenait à la présence de gaz à cause de la sonorité du ventre pendant la percussion, on refusa de pratiquer le cathétérisme. Plus tard cette opération ayant été tentée sur de nouvelles instances du malade, la sonde ne put être conduite jusque dans la vessie.

Le malade, sur l'état antérieur duquel M. Larcher n'a pu fournir aucun renseignement, succomba au bout de quelques jours. A l'autopsie on trouva dans la vessie *une matière noire dont la source était dans la prostate convertie en foyer gangreneux,* au sein duquel existaient plusieurs calculs taillés à facettes et formés de couches superposées.

Obs. 8. — Vidal (1).

Calcul de l'urètre prostatique.

Il y a très longtemps, je servis d'aide à M. Amussat qui avait à tailler un enfant à Palaiseau. Ce chirurgien fit la taille sus-pubienne (c'était la méthode qu'il pratiquait de préférence). La vessie ouverte, l'opérateur constata la présence de la pierre ; mais éprouvant de la difficulté à l'extraire, et jugeant, avec beaucoup de raison, qu'elle était engagée dans le col de la vessie, il nous pria d'introduire une sonde dans l'urètre, pour pousser vers la vessie la pierre qui était en partie dans la prostate ; c'est ce qui fut exécuté avec un plein succès. La pierre tomba dans la vessie, et l'opérateur put l'extraire facilement par la plaie qu'il avait faite au sommet de cet organe. Cette pierre n'était pas volumineuse ; elle avait la forme d'une petite bouteille, dont le col était évidemment engagé dans la prostate, tandis que le corps était dans la vessie ; elle y avait pris son premier développement, et elle s'était accrue

---

(1) Vidal. *Traité de path.*, 1838, t. IV, p. 632.

principalement du côté du col, dans lequel elle s'était ensuite engagée. On voit ici une manœuvre surajoutée aux manœuvres ordinaires de la taille sus-pubienne, savoir: l'introduction d'une sonde dans l'urètre pour pousser la pierre dans la vessie afin de la rendre tout à fait vésicale.

Obs. 9. — Civiale (1) (résumée).

Calcul cavitaire en communication avec l'urètre.

Le comte de W... vient consulter il y a 2 ans pour une affection calculeuse dont il se croyait atteint, plusieurs chirurgiens d'Angleterre et de Suède avaient tous constaté un état morbide de la prostate. Je m'assurai que la vessie ne contenait pas de pierre, mais quand la sonde *arrivait* au col *vésical* on éprouvait *une sensation de grattement ou de frottement,* qui ne pouvait résulter que de la rencontre d'un corps inorganique et sur lequel l'instrument passait en traversant le col de la vessie. Une bougie molle introduite dans la vessie rapporta une empreinte à pic, bien nette, et me fit penser qu'il s'agissait d'un calcul formé dans le corps de la prostate. L'exploration par *le rectum ne fournissait aucun renseignement.* Pas d'intervention.

Obs. 10. — Liston (2) (résumée).

Calcul de l'urètre prostatique.

J. G..., 60 ans, cordonnier, habitudes d'intempérance, soigné pendant longtemps pour difficultés dans la miction.

État actuel : mictions fréquentes et incontinence, le jet d'urine est parfois momentanément arrêté pendant la miction. Jamais le

---

(1) Civiale. *Traité méd. de la pierre et de la gravelle,* 1840, p. 28.
(2) Liston. *The Lancet,* traduction personnelle, oct. 1843.

malade n'a observé de sang dans son urine, douleurs dans la partie inférieure de l'abdomen et dans la verge, M. Liston en le sondant sentit très nettement une pierre dans l'urètre au niveau de la prostate. A la suite de cette exploration, le malade, dans la miction suivante, urina de l'urine mélangée à du sang, et il crut avoir senti la pierre s'échapper en même temps, mais il n'a pas pu la retrouver.

En sondant le malade, Liston ne retrouve plus la pierre où elle se trouvait, mais perçoit à la place une dilatation assez considérable de l'urètre prostatique. Il pense aussitôt que la pierre a été repoussée dans la vessie, c'est ce qui fut confirmé par l'examen de la cavité vésicale. La pierre fut enlevée au moyen d'une curette passée à travers l'urètre lorsqu'elle fut revenue à sa position première.

OBS. 11. — GOLDING BIRD (1) (résumée).

Calculs cavitaires en communication avec l'urètre.

Cet homme, qui se trouva à différentes époques faire partie des malades de l'hôpital de Guy et qui y fut le sujet de quelques essais sur les effets d'injection dans la vessie, était tourmenté d'une complication remarquable d'affection calculeuse. *Sa vessie* était dans le plus grand état de maladie : il en fut extrait, après sa mort, un gros calcul fusible. *Sa glande prostate contenait au delà de cent calculs* et était d'ailleurs très malade. On reconnut que ses reins avaient eu leur substance glandulaire en partie absorbée, que les entonnoirs et le bassinet avaient pris un grand accroissement de capacité et que les uretères étaient aussi agrandis et épaissis. Cependant le malheureux patient vécut longtemps dans cet état avant que la mort mît fin à son existence. La préparation se conserve dans l'hôpital de Guy.

---

(1) GOLDING BIRD. *Dublin medical Presse*, 1847.

OBS. 12. — BARKER (1) (résumée).

Calcul cavitaire en communication avec l'urètre.

Un villageois de 26 ans consulta M. Barker, le 25 octobre 1843, se plaignant d'une rétention complète d'urine et d'une vive douleur au périnée. Depuis l'âge de 4 ans, incontinence d'urine, jamais de rétention jusqu'à ce moment. Le pénis était œdémateux et offrait, à trois pouces de son extrémité, une petite ouverture fistuleuse par où suintaient quelques gouttes de pus. En pressant le périnée rouge et tuméfié, on sentait une dureté profondément située, qui faisait entendre un peu de crépitation quand on essayait de le mouvoir. Le doigt *introduit dans le rectum percevait la même sensation de crépitation* et reconnaissait ainsi la présence d'un corps étranger dans la région prostatique. Un stylet engagé par la fistule de la verge ne parvenait pas jusqu'au calcul.

Le lendemain 26 octobre, les téguments ayant été tendus en ce point, on fit sur le calcul une incision longitudinale de deux pouces au-devant de l'anus. Le calcul fut alors reconnu et on le sépara des parties ambiantes avec l'instrument tranchant. Mais comme ses diverses portions étaient adhérentes entre elles de manière à rendre impossible son extraction en masse, on leur imprima avec les doigts des mouvements de latéralité, afin de les détacher. Enfin, pour déloger celles qui résistaient à cette manœuvre, il fallut les pousser au dehors, au moyen d'un doigt porté dans le rectum, tandis qu'on achevait de les entraîner avec des tenettes. La plaie épongée, l'urine évacuée, on fit quelques points de suture entrecoupée pour rapprocher les bords de l'incision ; mais les jours suivants l'urine sortit à travers les lèvres et retarda leur réunion, qui fut ensuite aidée de nouveau par quelques points de suture entor-

(1) BARKER. *Dublin medical Presse,* 1846.

tillée. L'urine reprit peu à peu son cours naturel. Cependant, le 16 novembre, le malade ne pouvait encore retenir qu'une once dans sa vessie. La masse calculeuse du poids total de 3 onces 4 drachmes et 1 grain était composée de 29 petites pierres blanches offrant la couleur et la dureté de la porcelaine.

OBS. 13. — FERGUSSON (1) (résumée).

Calculs cavitaire en communication avec l'urètre.

James T..., 50 ans, entre à l'hôpital le 21 janvier 1846.

Blennorrhagie à 30 ans, puis rétrécissement. Depuis cette époque, il n'a jamais rien ressenti du côté des voies urinaires. Il y a 2 mois, une violente douleur se fit sentir dans le périnée, ces douleurs augmentaient au moment des mictions. Un médecin appelé posa le diagnostic de calcul. A l'heure actuelle, l'état général du malade est bon, seules persistent les douleurs au niveau du col de la vessie et pendant les mictions. En introduisant une sonde, on tombe directement sur des calculs, qui sont situés dans la région prostatique de l'urètre. M. Fergusson se décide à l'opération.

24 janvier. — Taille latérale. En incisant la prostate on tombe immédiatement sur les calculs qui sont *logés dans la glande.* L'incision fut agrandie, mais on ne toucha pas à la vessie, 30 calculs furent enlevés, de couleur brun foncé, à surfaces polies et s'adaptant les unes aux autres. La masse totale avait le volume d'une châtaigne.

Les suites furent normales, mais le malade conserva une fistule périnéale qui finit par se fermer.

OBS. 14. — FERGUSSON (2) (résumée).

Calcul cavitaire en communication avec l'urètre.

Malade de 50 ans, qui depuis 3 à 4 ans présentait différents

---

(1) FERGUSSON. *The Lancet*, 1848, p. 91, traduction personnelle.
(2) FERGUSSON. *The Lancet*, 1849, vol. II, p. 552, traduction personnelle.

symptômes, semblant indiquer un rétrécissement. Mais, à un examen plus attentif, on s'aperçut qu'il s'agissait peut-être d'un calcul de l'urètre situé au niveau de la prostate. L'opération ayant eu lieu, ce diagnostic fut vérifié et il fut très difficile de déloger le calcul de la cavité dans laquelle il s'était formé, cavité qui se trouvait à la place d'un conduit prostatique. On crut alors que toutes les productions calculeuses étaient enlevées. Le malade, en effet, s'était rétabli et n'éprouvait plus aucun symptôme de dysurie. Quelque temps après, le malade n'ayant pris aucun soin de sa santé et ayant évité de se passer des bougies, comme le lui avait recommandé son médecin, éprouva les symptômes d'une infiltration urineuse. A l'opération que nécessita cette infiltration, on trouva dans la région prostatique de l'urètre un nouveau calcul qui fut très difficile à enlever, étant donnée sa grosseur.

Obs. 15. — Bonnafond (1) (résumée).

Calcul de l'urètre prostatique.

Le nommé C..., soldat, entre à l'hôpital d'Arras, le 25 juin 1850.

Dès l'âge de 8 ans, dysurie, douleurs vives dans la vessie, produites par un calcul vésical qui nécessite la lithotritie.

Six ans plus tard, récidive et taille périnéale.

Deux ans après nouveaux symptômes, mais pas assez importants pour provoquer une intervention.

A l'heure actuelle, on diagnostique un calcul de la portion prostatique de l'urètre. Les symptômes éprouvés par le malade depuis sa dernière opération sont intéressants à noter. Le calcul qui n'avait qu'un faible développement excitait les parois de l'urètre et provoquait des érections nombreuses qui se terminaient fréquemment par l'éjaculation. Celle-ci était accompagnée de douleurs vives et une fois, au lieu de l'éjaculation, une abondante hémorragie suivit l'érection.

---

(1) Bonnafond. Union médicale, 1852, p. 506.

Cet accident l'effraya tellement que depuis, le malade faisait tout son possible pour combattre la plus légère excitation des organes de la génération.

Les mictions étaient lentes mais peu douloureuses.

Une sonde introduite dans le canal donne nettement la sensation de calcul de la portion prostatique de l'urètre.

1er *juillet. Opération.* — Taille périnéale. Incision de l'urètre sur la pierre qui fut enlevée sans trop de difficultés. Suites normale.

OBS. 16. — BÉRAUD (1) (Résumée).

Calculs cavitaires non en communication avec l'urètre.

On me fit voir à l'hôpital de la Salpêtrière, le 27 septembre 1847 à 8 heures du soir, un enfant de dix ans, attaqué d'une fièvre assez vive, à l'occasion d'une tumeur douloureuse au périnée ; cette tumeur, qui était du volume d'une grosse noix, était située du côté *gauche, sous une cicatrice solide, vestige de l'opération de la taille* que cet enfant avait subie deux ans auparavant à l'Hôtel-Dieu, pour une pierre dans la vessie. Le *canal de l'urètre était libre* ; le malade urina en ma présence à plein jet. Je tâtai la tumeur avec la plus grande attention ; elle était très dure. Quoique la liberté du cours de l'urine fit assez connaître qu'il n'y *avait aucun obstacle dans le canal de l'urètre,* j'y passai néanmoins une sonde jusque dans la vessie, pour plus grande certitude, et je *ne sentis aucun embarras ni corps étranger.* Je fis appliquer des cataplasmes sur la tumeur. Le quatrième jour en visitant le malade, j'aperçus que l'appareil était mouillé, et après avoir ôté le cataplasme, je vis vers la partie supérieure de *l'ancienne cicatrice* une ouverture à la peau et un corps blanc qui faisait saillie par cette ouverture ; *c'était une pierre du volume d'une amande, d'une grosse aveline,* que je tirai avec les pincettes à anneaux, dont on

_____

(1) BÉRAUD. *Thèse,* Paris, 1857, p. 100.

se sert pour le pansement des plaies. Je sentis, avec l'extrémité boutonnée d'une sonde, que toute la circonférence de l'espace qu'avait occupé cette pierre était fort dure et dans un des points, la sonde portait à nu sur une concrétion calculeuse. Je fis mettre sur-le-champ le malade en travers, les fesses sur le bord du lit. Deux élèves lui tinrent les cuisses et les jambes fléchies. Avec un bistouri, je fis une incision longitudinale sur toute l'étendue de la tumeur, jusqu'au corps étranger. L'index de la main gauche, introduit dans cette plaie, me fit apercevoir, vers l'angle supérieur, un calcul saillant, dont je fis l'extraction en passant une petite curette par derrière. Il était à peu près du même volume que celui qui avait usé la peau et qui s'était présenté à l'extérieur. Je sentais, dans toute la circonférence intérieure de la plaie, des corps durs recouverts d'une membrane. A la faveur du doigt, la pointe du bistouri était dirigée sur l'enveloppe membraneuse de chaque pierre, lorsque leur surface la plus extérieure était découverte par une légère incision, l'extraction en était facile au moyen de la petite curette. Je *tirai ainsi successivement six pierres* de l'intérieur de cette plaie. L'opération ne fut ni longue ni douloureuse, quoique j'eusse été obligé d'inciser à chaque fois le feuillet membraneux qui contenait chacune de ces pierres en particulier, et qui les séparait les unes des autres. Leur réunion formerait un corps du volume d'un noyau de pêche. Elles ont des surfaces convexes et concaves assez égales qui se répondent les unes aux autres. Après avoir ôté tous ces corps étrangers je pensai la plaie mollement et je fis un bandage contentif. La cure ne fut pas longue, les pansements étaient très simples. : Toutes les fois que le malade *rendait ses urines, il en passait une partie par la plaie.*

Obs. 17. — Béraud (1)

Calculs cavitaires non en communication avec l'urètre.

Pendant que j'étais aide d'anatomie à la Faculté de médecine,

---

(1) Béraud. *Thèse*, Paris, 1857. p. 95.

j'ai eu l'occasion de faire une autopsie dans laquelle je remarquai deux calculs situés de chaque côté du verumontanum, et se prolongeant par des branches jusque dans les conduits prostatiques. Le calcul gauche était moins volumineux que le droit. *La muqueuse qui les recouvrait était si mince que le moindre frottement aurait pu la rompre* et rendre ces calculs libres dans l'urètre par une de leur surface. Mais après que j'eus incisé cette paroi transparente, le calcul restait encore dans sa situation à cause des deux prolongements dont nous venons de parler.

Obs. 18. — Béraud (1).

Calculs cavitaires en communication avec l'urètre.

Le cadavre d'un homme âgé de 54 ans, qu'une affection apoplectique avait fait mourir lentement, fut livré au gymnase pour le commencement du cours public d'anatomie, en attendant que l'on eût de meilleurs sujets, c'est pourquoi je ne touchai pas à la tête, mais voici ce que la poitrine et le ventre offraient de plus remarquable.

Examen du cadavre. — Les intestins étaient flasques et comme enflammés, etc... La vessie urinaire était plus petite que dans l'état naturel, relativement à la grandeur du reste du corps. Je ne remarquai rien de particulier dans l'urètre si ce n'est de petits grains, comme ceux du tabac, aux orifices de la glande prostate.

Obs. 19. — Blandin (2) (résumée).

Calcul de l'urètre prostatique.

Garçon de 15 ans qui portait une pierre logée en partie dans la prostate, en partie dans la vessie. La portion prostatique était

---

(1) Béraud. *Thèse*, Paris, 1857, p. 91.
(2) Blandin. In *thèse* Béraud, 1857, p. 104.

la plus volumineuse, puisqu'elle était contenue, dit Blandin, dans une énorme poche creusée dans la portion moyenne et inférieure de la prostate, c'est-à-dire du côté du rectum. Cette cavité aurait contenu un œuf de poule. Puis venait un rétrécissement qui correspondait au col vésical ; enfin la pierre se renflait encore du côté de la vessie, mais moins que du côté de la prostate.

Obs. 20. — Civiale (1) (résumée).
Calculs cavitaires en communication avec l'urètre.

Un homme âgé de 69 ans fut admis dans le service des calculeux en 1834. Deux ans et demi auparavant, il avait commencé à éprouver quelques difficultés pour uriner et des besoins fréquents pour vider sa vessie. Il ne tarda pas à rendre des urines sanguinolentes, surtout quand il faisait une longue marche. Des douleurs vives, mais de courte durée, se faisaient sentir à l'extrémité du gland, après l'émission de l'urine, et aussi quand le malade se donnait du mouvement. Le lendemain de son entrée, je le sondai et je rencontrai presque aussitôt un calcul ; l'urine était trouble, glaireuse, rare. A la suite d'un traitement approprié, l'urine devint plus abondante, plus limpide. Avant de recourir à la lithotritie, il fallait être fixé sur le volume et la dureté du calcul, qui ne put être embrassé par la pince. Mais des symptômes formidables éclatèrent du côté de la vessie ; l'émission de l'urine devint difficile et douloureuse, le liquide était rare, trouble, bourbeux, fétide, comme au moment de l'entrée à l'hôpital ; le malade éprouvait à chaque instant le besoin d'uriner ; il y avait de la fièvre, enfin la mort survint. A l'autopsie, les deux reins, très volumineux et désorganisés contenaient de vastes abcès. Les uretères étaient dilatés et épaissis ; le gauche offrait une coarctation à 7 centimètres de sa sortie du rein. La vessie contenait une grosse pierre. Les

(1) Civiale. Mal. des org. gén. ur. 1858. 3ᵉ édit., t. II, p. 352.

parois de ce viscère étaient hypertrophiées ; le col, très dilaté, permettait au doigt de s'y introduire aisément. La *prostate dure et volumineuse était remplie de petits calculs blanchâtres et à facettes.*

Obs. 21. — Civiale (1) (résumée).

Calculs de l'urètre prostatique.

Jeune homme, de 19 ans, éprouvait depuis deux ans des difficultés d'uriner, douleurs derrière le pubis, cuissons dans l'urètre, besoins fréquents. Efforts considérables pour arriver à uriner. Le malade se présenta à la consultation de l'hôpital, il fut sondé par M. Laugier qui crut reconnaître dans la vessie un calcul de petit volume. On le plaça dans mon service où je le sondai de nouveau, je ne trouvais pas de pierre vésicale, mais je sentis au col de la vessie *un grattement.* J'introduisis tous les jours des bougies en augmentant graduellement le calibre de façon à permettre le passage des instruments. Je m'assurai alors que la vessie ne contenait rien, mais que la partie prostatique de l'urètre renfermait plusieurs petits calculs. Après avoir saisi ces derniers, je ramenai un assez grand nombre entre les branches de l'instrument. Ils étaient noirâtres, de forme et de grosseur diverses ; les plus gros du volume d'une tête d'épingle, la plupart ressemblaient à des grains de sable fin. Le malade en rendit quelques autres dans la journée, une seconde séance procura encore l'extraction de graviers prostatiques. Rien à une troisième séance. Le malade éprouvant encore des difficultés d'uriner, j'introduisis un instrument droit. Après avoir exploré la vessie sans y rien rencontrer, je retirai la pince ouverte jusqu'au col de cet organe, je sentis un corps mou engagé entre les branches du litholabe ; c'était un fongus. J'en fis l'extraction. A partir de cette époque, le malade cessa de souffrir et urina librement.

(1) Civiale. Mal. des org. gén. urin., 1858, t. II, p. 350.

Obs. 22. — Civiale (1) (résumée).

Calculs de l'urètre prostatique.

Le malade, adulte, bien constitué, était entré depuis quelques
jours à l'hôpital Necker, se croyant atteint de la pierre, dont on
n'avait pu cependant vérifier la présence, à cause d'un rétrécissement urétral, qui rendait le cathétérisme impraticable. Premier
rétrécissement pénien, second rétrécissement assez considérable
au-dessous de la symphyse pubienne, une bougie en cire rapporta
son empreinte. La vessie habituellement distendue, et formant
tumeur à l'hypogastre, semblait augmentée de volume, et s'élevait jusqu'à l'ombilic. Il devenait donc urgent de tenter quelque
chose qui fut plus efficace. J'introduisis une petite sonde, qui
franchit le rétrécissement de la courbure sus-pubienne, sans obli-
ger de recourir à la force. Il devint évident qu'une pierre existait
dans la partie membraneuse de l'urètre ; le doigt introduit par
l'anus sentait une petite tumeur, sur *laquelle il ne pouvait ap-
puyer sans déterminer une sorte de crépitation.* Ce cas me parut
rentrer dans la catégorie de ceux où la boutonnière est rigoureuse-
ment indiquée. Mon confrère M. Bérard, se rangea à cette opinion,
et une incision fut faite de suite au périnée, la petite sonde placée
dans l'urètre, servit de guide pour parvenir dans le canal, et l'opération fut moins longue, moins difficile, qu'elle ne l'est quand on
manque de tout conducteur. Une sonde de femme, introduite dans
la plaie, pénétra dans la vessie, après quelques tâtonnements et le
malade put uriner. Pendant cette manœuvre, on reconnut de nouveau l'*existence de calculs urétraux,* mais on découvrit aussi *une
grosse pierre vésicale.* Il nous parut opportun d'ajourner l'extraction de ces calculs : ayant fait cesser la rétention d'urine qui avait
déterminé des accidents généraux fort graves, on pouvait espérer

---

(1) Civiale. Mal. des org. génito. urin. 1858, t. II, p. 347.

placer le malade dans des conditions plus favorables. Il ne survint aucun accident immédiat ; mais le surlendemain un érysipèle se déclara et le malade mourut deux jours après. Le malade n'avait point succombé à la lésion vésicale, cependant on procéda avec beaucoup de soin à l'examen des organes primitivement atteints. La vessie formait, dans l'excavation pelvienne, une sallie de la grosseur du poing ; ses parois étaient fortement hypertrophiées, et sa capacité entièrement remplie par une pierre pyriforme, aplatie, du volume d'un gros œuf ayant 68 millimètres de long, sur 58 de large et 47 d'épaisseur et pesant 150 grammes. *L'urètre, incisé par sa partie supérieure, laissait voir un calcul sphéroïdal, légèrement aplati et de couleur brune, mais tellement friable* qu'il s'écrasa entre les doigts d'un élève. La couleur extérieure ne pénétrait pas à plus d'un demi-millimètre dans la substance de la pierre, qui, au-dessous de cette espèce d'écorce, était d'un gris blanc. Le calcul occupait une excavation oblongue sur le côté gauche de la partie membraneuse de l'urètre. Immédiatement derrière le rétrécissement *de la courbure urétrale*, se trouvait *un autre calcul, d'un brun* tirant sur le noir qui était interrompu par des plaques grises. Celui-ci de forme ovoïde, et aplati, ressemblait à un noyau de cerise, par son volume. Dans la *partie prostatique de l'urètre*, au côté droit, faisait saillie *un troisième petit calcul*, de teinte grise, aplati mais adhérent, tandis que les deux autres étaient libres. *Ce n'était que le prolongement d'une pierre plus volumineuse,* de forme très *irrégulière et rameuse, développée dans l'intérieur de la prostate,* où il y avait une cavité beaucoup plus grande qu'on n'aurait pu le présumer. On retira de cette cavité vingt-deux calculs, dont trois avaient le volume de grosses noisettes, mais tous de forme irrégulière, la plupart à facettes et quelques-uns rameux. Les points par lesquels ces calculs touchaient aux parois de la poche étaient d'un gris jaune. La couleur des facettes était plus foncée, et brune en plusieurs points. L'intérieur avait une teinte cendrée, tirant sur le blanc. La consistance était assez grande, et la texture très serrée. L'écorce, ou la partie colorée en jaune, avait une épaisseur inégale, qui s'élevait à 2 millimètres au moins en quelques points. Tous ces calculs étaient logés dans le lobe droit de la prostate, sans empiéter sur celui du côté opposé. La tumeur qu'ils produisaient faisait saillie dans le rectum.

OBS. 23 — HUGIER (1) (résumée).

Calcul de la portion prostatique de l'urètre.

Malade âgé de 41 ans.

A l'âge de 18 ans, il fut atteint d'une blennorrhagie suivie d'orchite.

Quelques années après, des troubles de la miction survinrent : le jet d'urine était déformé et n'avait ni la vigueur ni le volume ordinaires. Depuis cette époque, les rapports sexuels et les érections étaient accompagnés de tiraillements douloureux. Quand le malade se présente à la consultation, il souffre d'une rétention d'urine complète.

A l'examen, M. Hugier constate la présence d'un calcul occupant la totalité de la portion prostatique de l'urètre et décide l'intervention.

Opération. — Incision prérectale sur la ligne médiane et coupant tous les tissus jusqu'à l'urètre. Ce dernier est sectionné, et le bistouri tombe sur le calcul, qui est enlevé facilement.

C'est une pierre de forme ovoïde, allongée à ses deux extrémités. Elle mesure 5 centimètres de longueur, 4 de large et 2 d'épaisseur.

L'extrémité supérieure, très allongée, s'engageait dans le col.

Les suites opératoires furent normales.

(1) HUGIER. *Bull. Soc. de chirurgie,* 1859, p. 483.

Obs. 24. — Manzoni (1)

Calcul cavitaire non en communication.

L'histoire du calcul très volumineux que je vous présente appartient à un homme âgé de 35 ans, marié depuis dix ans, père de trois enfants et cocher de profession. Il eut une rétention d'urine à l'âge de 25 ans et il alla à l'hôpital Saint-Esprit de Rome, où on le guérit au moyen d'une petite sonde de gomme qui passa dans le canal de l'urètre avec beaucoup de difficulté. Après dix ans, la même maladie s'étant reproduite, il vint me consulter. Je reconnus une grande pierre prostatique que j'ai opérée par la méthode recto-prostatique. Le calcul fut aisément mis à découvert ; mais les essais pour le saisir avec des tenettes furent difficiles, douloureux et inutiles et cette fois je dus recourir encore à mon crochet dont je m'étais servi avec succès dans plusieurs circonstances et avec lequel j'eus la satisfaction de le faire tomber promptement dans l'anus d'où je pus le sortir avec les tenettes, ayant d'abord dilaté l'anus par la méthode de Récamier. Le malade guérit, mais il lui resta une fistule recto-prostatique. Il urine quatre fois par jour par l'anus sans que pour cela il soit gêné dans l'exercice de sa profession de cocher.

Obs. 25. — Reverdin (2)

Calcul de l'urètre prostatique.

Le malade est âgé de 22 ans. Les premiers accidents urinaires remontent à l'âge de 14 ans. Depuis ce moment jusqu'à l'entrée du malade (11 mai), ils se sont reproduits avec une très grande irrégu-

---

(1) Manzoni. Congr. méd. intern., 1867.
(2) Reverdin. In Bourdillat, *Thèse*, 1869, p. 84.

larité. C'est ainsi qu'après une sédation presque complète de trois
années, tout à coup le malade, après s'être retenu plusieurs heures
d'uriner, est tombé en proie à des douleurs hypogastriques et urétrales très vives qui n'ont pas cessé depuis. Il éprouve des douleurs
en marchant et surtout lorsqu'il veut s'asseoir, l'état général est
bon. Le jet de l'urine est normal comme volume. La pression hypogastrique provoque un peu de douleur dans la partie latérale gauche
de la vessie. Les reins sont un peu douloureux à la pression. Les
explorateurs de différents volumes s'arrêtent tous en arrière du
ligament de Carcassonne et donnant la *sensation d'un corps solide
et dur*. Par le toucher rectal on trouve la prostate volumineuse,
faisant dans le rectum une *saillie arrondie du volume d'une grosse
noix*. La partie gauche offre une certaine souplesse, mais à droite
et *au milieu on sent un corps dur, arrondi*, assez régulier et de
consistance pierreuse, qui ne paraît séparé du doigt que par une
mince épaisseur de la glande, la pression à ce niveau provoque une
vive douleur.

Le lendemain, M. Guyon, en pratiquant de nouveau le toucher
rectal, sent tout d'un coup le corps dur s'échapper sous une assez
légère pression. On sent alors les deux lobes prostatiques assez
volumineux, surtout le gauche. L'explorateur n° 20 pénètre facilement dans la vessie ; on y introduit une sonde métallique et on
sent le choc du calcul qui s'est logé dans le bas-fond de l'organe.

Le 14 mai on retrouve par le toucher rectal le calcul dans sa
loge prostatique et on le repousse de même dans la vessie. Ce chan-
gement de place du calcul ne change rien aux sensations du
malade.

Chaque fois *qu'on touche le malade*, on trouve *le calcul dans
la prostate*. Le 20 mai, M. Guyon constate l'existence d'un second
calcul dans la vessie. Le 21 mai, tentative de lithotritie sans résultat.
Prenant en considération l'état de dilatation de la portion prostatique, M. Guyon se décide à pratiquer la taille médiane. Incision
de cinq centimètres environ partant à un centimètre en avant de
l'anus, sur le côté gauche du raphé. On donne à la lame du lithotome une course de vingt-cinq millimètres. Les tenettes droites,

introduites sur le conducteur, ramènent successivement deux calculs. Suites de l'opération régulières. Au commencement de juillet, il existe encore un petit trajet fistuleux, très étroit, qui ne tardera pas sans doute à se fermer.

Le *calcul vésical* est un calcul mural arrondi, du volume d'une très petite noix. Il est très friable et il offre sur un des points de sa surface une facette de la largeur d'une lentille, par laquelle il était sans doute en contact *avec le calcul vésico-prostatique.*

Ce dernier, formé d'urate, de phosphate et de carbonate de chaux, ainsi que de matières organiques en assez grande proportion, présente une dureté beaucoup plus grande. Sa forme générale est celle d'un cône tronqué à base arrondie. Il mesure deux centimètres et demi de haut et autant de large. Sa surface extérieure est assez rugueuse, il ne présente pas de gouttière pour le passage de l'urine, mais il existe à sa face postérieure, plus près de la base du cône que de son sommet, une dépression haute d'un centimètre environ et qui correspondait à la base de la prostate. Cette dépression très marquée ne se trouve qu'à la face postérieure. En haut et en bas, elle se termine d'une façon assez nette par un petit bourrelet saillant d'un millimètre environ. L'extrémité urétrale circulaire est tronquée régulièrement.

Obs. 26. — Gross (1) (résumée).
Calculs de l'urètre prostatique.

Le 4 juillet 1872, le nommé W... Étienne, 64 ans, cultivateur, est envoyé à la clinique chirurgicale par son médecin pour calcul urinaire.

Depuis 2 ans, le malade a de la dysurie, il éprouve de la cuisson pendant la miction et des démangeaisons du côté de la verge et du scrotum. Le besoin d'uriner est fréquent. Les urines troublés, le

(1) Gross. *Gazette méd. de Strasbourg,* 8 janvier 1873.

sang y paraît quelquefois. Antérieurement,.le malade n'avait jamais rien éprouvé du côté des organes génito-urinaires.

Le 5 juillet, le malade semble souffrir, il dit que le mouvement de la voiture augmente ses douleurs, cuisson et prurit continuel du côté du scrotum et de la verge et surtout du gland, tous les quarts d'heure, besoin d'uriner avec douleur, cet état persiste la nuit. Le jet d'urine est souvent interrompu brusquement et se bifurque. Sommeil agité et interrompu.

La quantité des urines est très grande, elles sont troubles et dégagent une forte odeur ammoniacale. L'analyse faite donne : phosphate, 2 pour 100, albumine, 4 pour 100, urée, 10 pour 100 au lieu de 18 pour 100.

Une sonde introduite dans l'urètre est arrêtée au niveau du bulbe par un *corps étranger dont le contact avec la sonde donne la sensation d'un calcul.* Impossible de passer même avec une bougie fine à côté du corps étranger.

Le 7, en pratiquant le toucher rectal, on *sent en place de la prostate* une tumeur beaucoup plus volumineuse que la glande elle-même et d'une grande dureté. On se décide dès lors à pratiquer l'urétrotomie externe.

Le 8, opération. Le calcul urétral situé au niveau du bulbe empêche l'introduction d'un conducteur quelconque. Le malade est placé comme pour l'opération de la taille.

Pierre en forme de datte, à surface rugueuse. Le poids à l'état sec est de 13 grammes, il y eut un peu d'écoulement de sang mêlé à l'urine. Autre calcul au niveau de la portion membraneuse, ce calcul pèse 5 grammes, il présente une surface lisse comme articulaire. Une troisième pierre existe dans la prostate se prolongeant jusque dans la vessie, ce calcul représente une masse cuboïde surmontée de 3 tubercules situés vers l'extrémité postérieure ; un de ces tubercules se prolongeait jusque dans la vessie, ce calcul pesait à l'état frais 40 grammes. Toute la masse calculeuse avait un poids de 67 grammes. L'analyse chimique démontra un calcul de phosphate de chaux.

7 *septembre.* — Le malade sort guéri de l'hôpital.

Obs. 27. — Robin (1) (résumée).

Calculs cavitaires en communication avec l'urètre.

Ce malade, âgé de 70 ans, était atteint, depuis 40 ans, d'une dysurie dont il ignorait la cause. Il n'avait jamais eu de blennorrhagie. A la suite d'un excès alcoolique il se trouve dans l'impossiblitié d'uriner et se décide à entrer à l'hôpital après avoir consulté un médecin qui n'était parvenu à faire pénétrer une sonde dans la vessie qu'au bout d'une demi-heure de tentatives. A son arrivée à l'hôpital M. le Pr Gosselin fait des essais infructueux de cathétérisme et se décide à ponctionner la vessie à l'aide de l'aspirateur Potain. Le malade, entré à la Charité le 15 janvier, meurt le 19 du même mois.

A l'autopsie, la prostate offre l'aspect d'une grosse tumeur ovoïde fortement saillante dans le rectum et soulevant la portion antérieure du bas-fond de la vessie. La partie prostatique de l'urètre est coudée à angle presque droit et le sommet de l'angle existe au niveau des freins du verumontanum. La prostate contenait une quantité considérable de petits calculs de la grosseur d'une tête d'épingle. De chaque côté du verumontanum on trouve cinq fausses routes conduisant dans le tissu prostatique.

Obs. 28. — Mallez (2) (résumée).

Calculs cavitaires en communication avec l'urètre.

Le malade était traité pour des tubercules de la prostate depuis un certain temps ; la miction ne laissait que peu de douleurs, le jet était normal ; mais vingt ou trente grammes d'urine s'écoulaient par l'anus quelques secondes après les dernières gouttes du jet

(1) Robin. *Bull. Soc. anat.*, 1873, p. 43.
(2) Mallez. In *thèse*. Mélisson, 1873, p. 28.

urétral. Ce fait prouvait l'existence d'une poche qui se remplissait avec la dernière quantité d'urine expulsée. M. Mallez pratiqua le cathétérisme avec une sonde en gomme, il sentit un corps dur qui pouvait être une incrustation calcaire ou une concrétion ; une seconde exploration, pratiquée le lendemain avec la sonde en métal, permit de constater des calculs dans la prostate transformée en coque.

Le Dr Amussat fut appelé en consultation, et on décida de pratiquer la taille prostatique. Pour cela faire, une incision fut pratiquée à 1 centimètre et demi au-devant de l'anus; arrivé sur la coque prostatique, le chirurgien l'ouvrit avec la pointe du bistouri. L'ouverture étant suffisamment agrandie, on retira avec des tenettes six calculs, trois gros et trois petits, ils avaient la forme d'une pyramide triangulaire et ils étaient formés de couches de carbonate et de phosphate ammoniacaux.

Obs. 29. — Longuet (2) (résumée).

Calculs cavitaires non en communication avec l'urètre.

M. Longuet présente des pièces provenant de l'autopsie d'un homme mort d'une affection cardiaque compliquée d'albuminurie. Indépendamment des lésions dues à sa maladie de cœur on trouva dans sa vessie les altérations suivantes.

L'orifice vésical de l'urètre était fort rétréci et presque obstrué par une saillie musculaire transversale qui formait une valvule. En ouvrant la portion prostatique de l'urètre on vit deux saillies prononcées aux côté du verumontanum, c'étaient les lobes latéraux de la prostate qui contenaient dans leur intérieur deux *calculs oblongs* de la grosseur d'un haricot et entourés de mucus visqueux. D'autres calculs, plus petits existaient dans l'uretère, le bassinet et le rein. Tous ces calculs n'avaient donné lieu pendant la vie à aucun symptôme.

---

(2) Longuet. *Bull. Soc. anat.*, 1874, p. 131.

Obs. 30. — Le Fort (1) (résumée).

Calcul de l'urètre prostatique.

En juillet 1859, F..., éprouve de vagues douleurs dans la prostate accompagnées de pertes séminales. En 1864, fistules périnéales. En 1864, rétrécissement traité par dilatation par M. Michon qui diagnostique un calcul immobile. Ce calcul paraît être placé dans la région prostatique, calcul enchatonné. En juillet 1873, nouveaux symptômes, une sonde métallique introduite dans l'urètre révèle sur les orifices des régions membraneuse et prostatique *l'existence d'un calcul sur lequel la sonde frotte en passant,* mais l'instrument est arrêté au niveau de la prostate et partout il donne la sensation de calcul. Mictions difficiles. Plusieurs tentatives de cathétérisme échouent à cause des calculs sur lesquels les bougies et les sondes venaient buter.

Pour l'extraction on employa une pince de Hunter avec laquelle les calculs furent brisés. Le 9, le malade rendit pour la première fois un petit calcul de la grosseur d'un pois. Les 10, 15 et 30 juillet, nouvelle émission de calculs dont l'un atteignait 2 centimètres.

Ces calculs, par leur aspect luisant et nacré aussi bien que par leur dureté, méritaient l'épithète de calculs en porcelaine, ils semblaient vitrifiés sur une partie de leurs faces mais étaient englobés dans une enveloppe calcaire de phosphates d'une couleur blanchâtre. Le 13 août, 5 nouveaux calculs.

Les 17 et 24 août et 5 septembre, expulsion de nouveaux calculs dont un assez gros et deux petits. A 10 reprises différentes le malade expulsa spontanément différents calculs plus ou moins gros.

A la fin le canal exploré avec soin, et à plusieurs reprises ne contenait aucun calcul. Guérison.

(1) Le Fort. *Bull. soc. de chirurgie*, 1874, p. 356.

OBS. 31. — THADEN D'ALTONA (1) (résumée).
Calcul cavitaire en communication avec l'urètre.

Iv..., huissier, âgé de 70 ans, de bonne santé habituelle, ro-
buste, avait eu au service militaire une chaudepisse qui le fit
souffrir longtemps. Quatre ans avant son entrée (1869) à l'hôpital
il fut atteint de rétention d'urine, on fut pendant plusieurs jours
obligé d'avoir recours à l'emploi de la sonde qui laissait écouler
beaucoup de sang. Pendant un an il survint un écoulement de pus
par l'urètre et les douleurs cessèrent. Les deux années suivantes
furent bonnes ; il survint de nouveau une rétention d'urine, ainsi
qu'une fièvre typhoïde et *des maux de reins* suivis d'incontinence
d'urine qui s'écoulait goutte à goutte et occasionnait de la cuisson
dans l'urètre. Le médecin n'ayant pas cru à un calcul de la vessie,
on n'eut pas recours à la sonde.

A l'entrée à l'hôpital, le 24 août 1873, la prostate *paraît hypertrophiée, et dure comme une pierre couverte de la paroi normale
du rectum* ; de chaque côté de la ligne médiane on sent des pul-
sations. A gauche on ne peut atteindre la base de la prostate dont
la surface rectale est lisse et plane au toucher. La sonde de métal
introduite dans *l'urètre toucha bientôt le calcul*, et fut arrêtée
avant de pénétrer dans la vessie à côté de la pierre ; tandis qu'il
semblait qu'une sonde de Nélaton y parvenait, car elle contenait
en sortant quelques gouttes d'urine alcaline. Il n'y avait pas de
rétrécissement. On pouvait faire mouvoir un peu la pierre, mais
on ne pouvait la presser contre le périnée. La pression était douloureuse à la région vésicale au-dessus de la symphyse, il n'y avait
pas de douleurs au niveau des reins. L'urine alcaline et trouble
contenait du phosphate tribasique, de l'épithélium vésical et beaucoup de vibrions.

---

(1) THADEN D'ALTONA. *Arch. für klinische Chirurg.*, 1875, p. 595.

Le 23 septembre on incisa directement sur la pierre par la paroi antérieure du rectum et suivant la ligne médiane. L'incision commença à 2 centimètres à peu près au-dessus de la base de la prostate, sépara le sphincter externe de l'anus à 2 centimètres du raphé du périnée. Les parties molles qui le recouvraient, la paroi antérieure du rectum, la capsule de la prostate et une petite couche de tissu de cette glande étaient tellement minces que le scalpel pénétra de 1/3 de centimètre dans la pierre que l'on put facilement extraire à l'aide d'une tenette par l'incision qui donnait peu de sang. La couche de la paroi lisse qui entourait exactement la pierre semblait correspondre à la portion prostatique et membraneuse de l'urètre.

Le calcul, qui avait la forme d'une pierre, avait 3-4-1 et 5-1 centimètres de diamètre et 40 grammes de poids. Il avait une pointe tronquée et tournée en bas, et en haut du côté antérieur une lacune ovale. Ce vide, de 2 à 2 1/2 centimètres de diamètre, traversait comme un entonnoir la substance corticale épaisse de 1 centimètre, qui par cette solution de continuité était séparée de la masse centrale ; le vide, dont la forme régulière étonnait et découvrait clairement les couches corticales, correspondait exactement à l'orifice vésical de l'urètre, qui était largement ouvert et permettait d'introduire le doigt dans la vessie qui était plissée et contractée. Celle-ci renfermait étroitement un second calcul plus petit, de la grosseur d'un gland, qui se cassa dans la pince et ne fut complètement extrait de la vessie à l'aide d'une tenette, qu'après trois quarts d'heure.

Après l'opération, toute l'urine, qui était alcaline, sortit abondamment par la plaie et l'urgence d'urine fut supprimée. Le neuvième jour l'urine commença à couler goutte à goutte par l'orifice de l'urètre. Un mois après le malade quitta l'hôpital avec une cicatrice en bonne voie de guérison.

Obs. 32. — Devin (1) (résumée).

Calcul cavitaire en communication avec l'urètre.

A. L..., étudiant en droit, 29 ans, est entré le 12 septembre 1871 à l'hôpital Saint-Antoine, service de M. Duplay.

Antécédents. — Malade depuis 6 ans (1867), n'a eu ni blennorrhagie, ni autre affection des voies urinaires, miction normale. Sa maladie a commencé par un engorgement épididymaire des deux côtés, puis il y eut un abcès du périnée avec fistules persistantes.

A la suite d'une intervention chirurgicale on plaça le drain qui fut gardé 12 mois ; pendant ce temps, il survint des décollements et des fistules autour de l'anus. Le malade enleva lui-même le drain.

En octobre 1870, 3 ans avant son entrée à l'hôpital, il consulta un spécialiste qui le sonda, c'était la première fois qu'on sondait cet homme. Le spécialiste trouva une pierre, fit la taille et enleva trois petites pyramides triangulaires. Il fit bientôt paraître un mémoire où il mentionne qu'*il a fait une taille prostatique et que les calculs siégeaient bien dans la prostate.* Presque immédiatement après l'opération, les matières fécales passèrent par le rectum, la plaie de la taille et l'urètre. Au bout d'un mois, on voulut passer une sonde dans le canal de l'urètre jusque dans la vessie ; mais on ne put y parvenir. De nombreux abcès se déclarèrent ensuite au périnée et le malade vint à l'hôpital.

État actuel. — Aujourd'hui, 15 septembre 1873, on trouve au périnée plusieurs fistules dont les ouvertures sont en cul de poule. Par une des fistules de gauche, on peut faire passer un stylet qui, en se dirigeant en arrière, vient, après un trajet de 4 centimètres environ, heurter contre un corps solide dont la sensation paraît être celle d'une pierre.

_____

(1) Devin. *Thèse*, Paris, 1875, p.

Le *toucher rectal donne la sensation d'une pierre mobile en contact immédiat avec le doigt et faisant saillie dans le rectum.* Un stylet, introduit par la plaie de la taille, qui n'est pas tout à fait cicatrisée à droite, entre facilement et contourne le bord droit du rectum sans pénétrer dans sa cavité. On fait le cathétérisme de l'urètre, une sonde en argent à petite courbure arrive au-dessous de la symphyse du pubis, rencontre une pierre à ce niveau et ne peut aller plus loin ; les mouvements imprimés à la sonde sont communiqués à la pierre, que l'on sent mobile à travers la paroi antérieure du rectum.

État fonctionnel. — A chaque instant, le malade éprouve le besoin d'uriner, lorsqu'il veut satisfaire à ce besoin, l'urine sort en même temps par le rectum et, quelques instants après, par les ouvertures fistuleuses du périnée. Il n'y a pas de douleurs. Depuis l'opération, il n'y a plus d'érections et partant plus d'éjaculations ni de pollutions nocturnes.

Le 23 septembre 1873, le malade étant endormi, M. Duplay fait sur la ligne médiane du périnée une incision de quelques centimètres, partant du bord antérieur de l'orifice anal, de manière à agrandir la fistule située à la partie antérieure de cet orifice et produite par la cicatrisation incomplète de la plaie de la taille. Par cette ouverture, il *extrait avec le doigt indicateur et des pinces une dizaine de calculs très irréguliers, dont le plus gros a tout au plus le volume d'un haricot.* On est ainsi conduit dans une cavité qui admet facilement l'index, cavité anfractueuse et renfermant de petits débris de calculs qu'il est difficile d'amener.

Après quelques tentatives faites pour trouver une ouverture conduisant dans la vessie, on s'aperçoit que le doigt y pénètre sans difficulté, mais à travers le col considérablement dilaté, et en explorant l'intérieur du réservoir urinaire, on constate dans le bas-fond la présence de débris de calculs. M. Duplay parvient à les extraire au moyen de la curette, quoique avec quelques difficultés ; puis il incise et cautérise au fer rouge les trajets fistuleux qui traversent le périnée et qui tous viennent converger en arrière au niveau de la cavité anfractueuse dont nous avons déjà parlé. Cette cavité est constituée par la prostate et c'est de son intérieur que les calculs ont été retirés.

On fait le cathétérisme avec une sonde n° 20 et à l'aide de cette sonde on lave à grande eau la vessie. Cette eau revient d'une teinte presque louche par la plaie périnéale : à la fin de l'opération, la vessie contient déjà une petite quantité de liquide. Le col distendu par les calculs revient un peu sur lui-même. On fixe la sonde à demeure. L'opération dura environ trois quarts d'heure, le soir la température était de 38°.

En avril le malade va mieux, les fistules se cicatrisent, la vessie conserve mieux les urines et sortent par la verge avec un jet assez fort. Il existe encore deux petites fistules urétro-rectales.

Le 28 mai, il ne restait plus qu'un orifice étroit dont on espérait la guérison.

Obs. 33. — Malteste (1)

Calcul cavitaire en communication avec l'urètre.

Ch..., Alphonse, âgé de 21 ans, cultivateur, est entré le 15 juin 1876 à l'hôpital de la Pitié, salle Saint-Louis, n° 13, service de M. le Pr Verneuil.

État actuel et antécédents. — Ce malade est de petite taille, bien constitué et a les organes génitaux très développés. A l'âge de 7 ans, il est entré à l'hôpital de Tours pour une rétention d'urine qui dura 3 mois. 6 mois après sa sortie de l'hôpital, incontinence nocturne d'urine qui dura jusqu'à l'âge de 11 ans. Pendant la journée, la miction était douloureuse et il y avait parfois du sang dans l'urine. La moindre fatigue provoquait des douleurs très vives à la région périnéale et un gonflement des testicules qui ne disparaissaient qu'après un repos de quelques jours. En urinant, douleurs très vives se propageant du col de la vessie jusqu'au méat urinaire, les rapports sexuels étaient douloureux. Aujourd'hui, les douleurs

---

(1) Malteste. *Thèse*, Paris, 1876, p. 34.

en urinant existent encore à des degrés variables. Pour faciliter la sortie de l'urine, dont le jet est très faible, le malade appuie avec ses doigts à la région du périnée. *L'urine contient du pus.* La sonde exploratrice pénètre dans le canal de l'urètre jusqu'au niveau de *la région prostatique où elle se trouve arrêtée par un corps dur, résistant, qui s'oppose complètement* à son introduction dans la vessie. On entend très distinctement le choc de la sonde sur ce corps.

Le toucher rectal fait reconnaître également la présence d'un corps dur situé à environ 4 centimètres de l'anus et occupant la prostate. Ces deux explorations ne laissent aucun doute sur la situation d'un calcul dans la prostate et la région prostatique de l'urètre ; mais il est impossible de reconnaître si ce calcul se prolonge dans la vessie et si cet organe contient d'autres calculs.

M. Verneuil pratique la taille prérectale. Le malade est placé sur le lit d'opération, le bassin au niveau du bord du lit, afin que le périnée fasse un peu saillie en avant ; les cuisses sont fléchies sur le bassin et les jambes sur les cuisses. Des aides tiennent les membres.

Après avoir introduit dans l'urètre un cathéter cannelé qu'il confie à un aide, M. Verneuil fait avec le thermo-cautère une incision courbe parallèle à l'anus. L'indicateur de la main gauche placé dans le rectum, il écarte avec le pouce de la même main la peau et les tissus qui sont coupés en rasant la paroi antérieure du rectum. Arrivé sur la prostate, il fait à cette glande, et à l'aide d'un bistouri, une incision suffisante pour porter sur le calcul le doigt qui sert à élargir cette incision par laquelle on fait pénétrer les tenettes, on charge alors le calcul, que l'on extrait facilement. De forme ovoïde et occupant l'intérieur de la prostate, ce calcul présente à sa face antérieure un petit appendice, qui faisait saillie dans la portion prostatique de l'urètre et s'opposait à l'entrée de la sonde dans la vessie.

L'urètre est ensuite incisé avec un bistouri et on glisse par la cannelure d'un cathéter la pointe d'un lithotome double, à l'aide duquel on fait à la portion prostatique de ce canal une ouverture

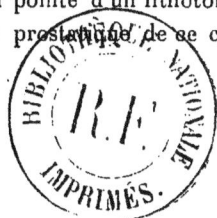

pour pénétrer dans la vessie. Cette ouverture est dilatée avec un gorgeret et, le doigt introduit dans la vessie, M. Verneuil reconnaît l'absence de calculs dans cet organe.

On nettoie la vessie, on cautérise la plaie au thermo-cautère, on fait un pansement simple et on laisse dans la vessie une sonde en caoutchouc.

Le 18 juillet, la plaie est cicatrisée et le 21 juillet le malade quitte l'hôpital pour se rendre dans son pays.

Obs. 34. — Jean (1) (résumée).

Calculs cavitaires non en communication avec l'urètre.

Le nommé M..., Julien, 63 ans, entre à Necker le 5 février 1878, service de M. Guyon. Blennorrhagie à 20 ans. En 1846, difficultés de la miction; 1855, rétention d'urine et dilatation consécutive; le 4 février 1878, nouvelle rétention, légère hémorragie à la suite d'un cathétérisme infructueux. On introduit une bougie filiforme qui franchit le rétrécissement mais qui est arrêtée dans la région prostatique, on la laisse à demeure; 8 février, le malade meurt, congestion pulmonaire.

Autopsie. — Poumons emphysémateux.

Reins volumineux.

Vessie très distendue par l'urine, bas-fond très prononcé car la prostate très hypertrophiée remonte dans l'intérieur de la vessie.

Prostate du volume d'une petite orange. Les 2 lobes latéraux sont énormément hypertrophiés. En coupant la prostate sur la ligne médiane on rencontre de nombreuses lacunes remplies par de petits calculs noirâtres, réguliers, triangulaires variant de la grosseur d'une graine à celle d'un grain de tabac.

---

(1) Jean. *Bull. Soc. anat.*, 1878, p. 102.

Obs. 35. — Leroy d'Étiolles (1)

Calcul cavitaire en communication avec l'urètre.

M. Raoul Leroy (d'Étiolles) montre à la Société anatomique un petit calcul prostatique en forme de cornemuse, d'aspect brillant et poli, comme vitrifié à la surface, composé de phosphate de chaux très pur qui fut extrait par l'opération de la boutonnière, par le Pr A. Bérard, chez un malade que l'on ne pouvait sonder et auprès duquel ce chirurgien avait fait appeler M. Leroy (d'Étiolles), père. D'après sa forme, ce calcul faisait très probablement une saillie considérable dans la lumière de la région prostatique de l'urètre et c'était lui qui causait un obstacle invincible au cathétérisme.

Obs. 36. — Benteix (2) (résumée).

Calcul de l'urètre prostatique.

Charpentier, âgé de 35 ans (1885). Blennorrhagie à 27 ans, rétention d'urine, le malade est obligé de se sonder pendant 14 mois. En 1880, coliques néphrétiques. En 1883, le malade pisse dans l'espace de 3 mois 14 graviers pyramidaux du volume d'un noyau de cerise. Mictions et éjaculations difficiles. C'est alors que le malade vient consulter.

A l'examen, rétrécissement au niveau de la région membraneuse, *la sonde après avoir franchi le rétrécissement vient se heurter contre un corps dur,* puis elle s'engage pour cheminer dès lors entre des calculs rugueux baignés d'une urine trouble et laiteuse, à odeur ammoniacale. La vessie ne contenait pas de calculs.

---

(1) Leroy d'Étiolles, *Bull. Soc. anat.*, 1885, p. 551.
(2) Benteix, présenté par Reclus. *Soc. de chir.*, 1885, p. 686.

Le toucher rectal permettait de sentir sur la ligne médiane de la région prostatique une sorte de cylindre allongé, dur, ligneux, irrégulier, à lobes séparés par des sillons. La tumeur ne semble donc pas être d'une seule pièce. D'ailleurs, on constate que la pression et le *refoulement provoquent un frottement, une crépitation des plus nettes* : il s'agissait évidemment de calculs amassés dans la région prostatique, en arrière d'un rétrécissement inflammatoire de l'urètre.

Incision périnéale. Boutonnière de 15 millimètres sur l'urètre. 30 calculs furent extraits, 2 plus gros, fort adhérents aux parois, durent être refoulés vers l'incision urétrale par un doigt introduit dans le rectum. Guérison complète au bout d'un mois. Poids total, 52 grammes. Les diverses faces se juxtaposent et se correspondent étroitement.

Examen chimique.

Phosphate de chaux.	47 parties.
Phosphate ammoniaco-magnésien	15 —
Carbonate de chaux. . . , .	7 —
Eau.	25 —
Acide urique.	6 —

OBS. 37. — THIROLOIX et DU PASQUIER (1) (résumée).
Calculs de l'urètre prostatique.

Description de la pièce. — La vessie et la portion prostato-membraneuse de l'urètre contiennent de nombreux calculs. La vessie est réduite de volume, les parois considérablement épaissies, son col dilaté. On voit à la partie postérieure du trigone l'abouchement des deux uretères ; la base de l'organe reste donc assez nettement circonscrite. Elle communique largement avec une grande cavité située au-dessous d'elle, et où l'on pourrait presque loger le poing. Cette loge est limitée en haut par le col

---

(1) THIROLOIX et DU PASQUIER. *Bull. Soc. anat.*, 1892, p. 420.

dilaté de la vessie, en bas par le commencement de la partie spongieuse de l'urètre ; c'est la portion prostatique et membraneuse de l'urètre très dilatée, cette loge présente sur la ligne médiane de la face postérieure une bride membraneuse, saillante, verticale, de la longueur de 3 à 3 centimètres et demi qui partant du col de la vessie se perd à la partie inférieure de la face postérieure. Elle est donc divisée en deux loges secondaires qui se prolongent en arrière sous forme de deux excavations. En arrière elle est en rapport avec le rectum, les canaux éjaculateurs aboutissent à la face postérieure et correspondent exactement à la saillie membraneuse que nous avons mentionnée sur la face postérieure de la loge inférieure et qui paraît être le vestige du verumontanum. La prostate n'est pas reconnaissable dans l'épaisseur des parois de la loge.

Les calculs sont au nombre de 7. Un seul, du volume d'un œuf de pigeon, se trouve dans la cavité vésicale, il a une forme ovoïde, régulièrement conformée, et ne présente pas de faces polies résultant du contact avec d'autres calculs.

La portion prostato-membraneuse contient 6 calculs dont un, très volumineux, égale les dimensions d'un gros œuf de poule. Ce calcul a une forme légèrement arquée, il est couché en travers de la cavité.

Obs. 38. — Legueu (1) (résumée).

Calculs de l'urètre prostatique.

G..., Albert, 17 ans, entre le 13 novembre 1894 à la clinique de Necker. Depuis quelque temps il souffre en urinant et à plusieurs reprises a uriné du sang. Jusqu'à l'âge de 11 ans, incontinence d'urine qui cessa d'elle-même. Les accidents qui l'amènent à l'hôpital commencèrent il y a 3 ans. Un jour au moment d'une miction il ressentit tout à coup une vive douleur, dans la région

_____

(1) Legueu. *Ann. génit.-urin.*, 1895, p. 772.

lombaire, s'irradiant jusqu'au bout de la verge. Il est sondé par un médecin, urines claires. Depuis il a toujours uriné souvent, la forme du jet est très variable, tantôt mince, tantôt normale. En allant à la selle, douleurs dans le fondement. Presque constamment dans le bas-ventre sensation de pesanteur ; surtout très doulou-reuse quand il marche, monte en voiture ou voyage en chemin de fer. Au repos il ne souffre qu'en urinant. Examen à l'entrée : urètre libre dans sa partie antérieure, la boule est arrêtée dans la portion membraneuse. Impossibilité de faire pénétrer une sonde dans la vessie, une bougie d'urétrotome parvient à passer en donnant *un frottement calculeux très accentué.* Par le toucher rectal dès que le doigt arrive sur la portion membraneuse on constate *une résistance dure et sensibilité* vive à la pression. En enfonçant le doigt davantage, même sensation, et on sent le relief à résistance dure qui se perd dans la prostate. Diagnostic de M. Guyon, calcul de la portion prostatique de l'urètre. 21 novembre, taille périnéale, on retire deux calculs uriques avec une mince che-mise phosphatique, ils sont séparés mais présentent en un point de leur surface un point de contact, ils étaient probablement unis dans la prostate. Guérison.

Obs. 39. — Legueu (1) (résumée).
Calculs de l'urètre prostatique.

Il s'agit d'un individu âgé de 44 ans admis à Necker, salle Vel-peau, 28, le 18 avril 1894. Jusqu'à l'âge de 20 ans incontinence d'urine ; depuis cet âge, elle a totalement disparu. Besoins d'uriner fréquents dès l'enfance. Pendant un séjour qu'il fit à Saint-Antoine il fut traité médicalement pour une pyonéphrose. Son état ne fut guère modifié et il sortit de Saint-Antoine pour venir à Necker. A son entrée on constate que le canal est libre, l'explorateur métal-lique n° 4 passe facilement et rencontre dans la vessie un calcul de

---

(1) Legueu. *Ann. gén.-ur.*, 1895, p. 773.

petit volume. La vessie n'est pas très sensible à la distension, 150 grammes de liquide injectés y sont bien tolérés. *La prostate est bosselée, remplie d'un certain nombre de corps durs, mobilisables et frottant les uns contre les autres.* En retirant l'explorateur en gomme on a nettement dans la traversée *prostatique un contact calculeux.* Les reins ne sont ni gros ni sensibles. Les urines étaient troubles. Un nouvel examen est tenté. Cette fois une boule exploratrice ne franchit pas la portion prostatique, elle se replie dans cette région et ne pénètre pas dans la vessie. L'explorateur métallique, n° 2, ne peut également franchir la prostate. Le toucher rectal montre bien que l'explorateur *s'arrête dans la prostate. On perçoit de nouveau les corps durs déjà reconnus.*

13 *juin.* — Taille périnéale par M. Guyon. Après incision de l'urètre membraneux dilatation de l'urètre postérieur. Une tenette courbe est introduite dans la région prostatique, elle parvient à extraire un calcul du *volume d'une noix, arrondi, régulier,* un plus petit, moins régulier, gros comme une noisette, est également ramené.

Le 1er *juillet,* le malade quitte le service complètement guéri.

OBS. 40. — LEGUEU (1) (résumée).
Calculs de l'urètre prostatique.

Le nommé R..., 51 ans, se présente le 6 août 1895 à la clinique de Necker, le début de l'affection qui l'amène aujourd'hui à l'hôpital remonte à trois ans.

A cette époque le malade reçut un coup sur le périnée. Quelques semaines après, les besoins d'uriner devinrent plus fréquents. En quelques jours cette fréquence devint excessive, le malade urinait toutes les demi-heures, le jour et la nuit, mais il ne souffrait pas encore et n'urinait pas de sang.

6 mois après parurent quelques hématuries. Les dernières

---

(1) LEGUEU. *Ann. génit.-urin.,* 1895, p. 769.

gouttes de la miction étaient constituées par du sang pur et la coloration des urines était proportionnelle aux mouvements du malade : quand il était fatigué, les urines étaient beaucoup plus colorées.

C'est à peu près à la même époque que survinrent des douleurs, caractérisées d'abord par une sensation de brûlure à la fin de la miction et des élancements au bout de la verge.

Ses urines étaient très chargées de dépôt, quelquefois elles contenaient du sable ; à plusieurs reprises, il urina même des caillots, mais à aucun moment il ne fut empêché d'uriner.

Jamais de blennorrhagie ; il ne se rappelle non plus jamais avoir eu de coliques néphrétiques.

Lorsqu'il se présenta à Necker, voici ce que l'on constata : les urines sont troubles et laissent rapidement déposer dans le verre une couche épaisse de muco-pus. Un explorateur à boule traverse facilement l'urètre antérieur, qui est indemne de toute bride ; la portion membraneuse est sensible, mais ce qui frappe tout de suite, c'est *une sensation de frottement calculeux que donne l'explorateur à boule,* dès qu'il s'est engagé dans la portion membraneuse. Au même endroit d'ailleurs, il y a un obstacle, la tige se plie et l'explorateur n'avance pas.

Le toucher rectal devait nous expliquer la nature de cet obstacle ; le doigt introduit dans le rectum constate, en effet, que la prostate est saillante et arrondie, à limites bien établies. Mais sa consistance est absolument ferme, dure, et le doigt qui *l'explore perçoit nettement,* à ce niveau, une *crépitation calcaire,* comme le frottement des noix dans un sac. Il y a donc dans la prostate des calculs engagés et mobiles les uns sur les autres.

Urines purulentes.

Opération le 7 août 1895. — Le malade endormi est placé dans la situation de la taille périnéale.

Par l'urètre, j'introduis sur conducteur un béniqué, n° 20, qui arrive jusqu'à la portion membraneuse et s'arrête à ce niveau ; il est maintenu par un aide dans cette situation.

Sur le milieu du périnée je mène une incision verticale qui

commence à quatre travers de doigt en arrière du scrotum, et s'arrête à 3 centimètres de l'anus. Sur la terminaison de cette première incision, une autre est conduite transversalement, ayant une étendue de 6 centimètres. *C'est l'incision de la taille prérectale.*

A l'aide du bistouri et des ciseaux, je me fais un chemin sur le trajet de cette incision en arrière du bulbe et de la portion membraneuse. Mon doigt introduit dans le rectum guide les manœuvres en protégeant la paroi rectale. Lorsque la plaie me paraît suffisamment profonde, je fends l'urètre sur la saillie du béniqué en arrière du bulbe la portion membraneuse tout entière. Je sens de suite au fond de la plaie l'extrémité antérieure des calculs qui montrent leur surface irrégulière.

Je me rends compte que l'incision pratiquée sur l'urètre est suffisamment longue pour être dilatable jusqu'à laisser passer les calculs ; il n'y a pas d'ailleurs à chercher à introduire un dilatateur puisque rien ne peut entrer dans la vessie. Avec une tenette je saisis l'extrémité du calcul qui se présente, c'est une pierre d'au moins 3 centimètres de long sur une largeur de 1 centimètre et demi. L'extraction se fait facilement, avec prudence et douceur, en accouchant comme au forceps, et en faisant glisser sur la saillie du calcul les parois urétrales tendues.

Après ce premier calcul, il en vient un *deuxième aussi gros, puis un troisième de même volume.* Ils forment ensemble un volume de la grosseur du poing environ.

Je débarrasse ensuite par un lavage la plaie des débris calcaires qu'elles contient, et mettant mon doigt dans la plaie urétrale, j'arrive dans la vessie sans que je sente la saillie normale du col. On peut dire que le fond de la vessie se continue par un plan régulier avec la première partie de l'urètre de manière à présenter la forme d'un entonnoir dont le sommet est à la portion membraneuse. Une sonde à béquille introduite par le méat est guidée sur le doigt jusqu'à la vessie ; la plaie périnéale est, en avant, rétrécie par quelques points de suture, et le reste est bourré à la gaze salolée.

Les suites opératoires furent très simples : dès le premier jour, les urines passèrent presque en totalité par la sonde, l'écoulement ne se faisait par la plaie périnéale qu'au moment des lavages. Le malade conserve encore la sonde ; la gaze fut retirée définitivement au dixième jour, et depuis lors il ne reste plus qu'une petite fistule, qui ne tardera pas à se fermer.

Obs. 41. — Rousseau (1) (résumée).

Calculs cavitaires en communication avec l'urètre.

L'observation du Dr Rousseau a trait à un homme de 45 ans, graveleux depuis l'âge de 17 ans, ayant rendu des graviers pendant 3 ans. A 20 ans, il contracte une *chaudepisse*, dont il dit ne s'être jamais guéri.

En mai 1894, après une course de dix lieues à cheval, il est pris de douleurs cuisantes pendant la miction, en même temps qu'il rend du sang et du pus. Un médecin lui ordonne d'abord un traitement antiblennorrhagique, puis un autre diagnostique un *rétrécissement* et lui fait la dilatation avec des bougies métalliques et des instillations de nitrate d'argent.

En mars 1895, le Dr Rousseau le voit : il est alors très souffrant, mictions très fréquentes et très pénibles, ténesme vésical et rectal, écoulement très abondant d'un pus blanchâtre.

Un explorateur à boule n° 16 passe très facilement et permet de percevoir une sensation de râpe dans la région prostatique ; le Dr Rousseau diagnostique un *calcul prostatique* avec suppuration de la prostate, malgré l'opinion d'un confrère qui avait vu le malade et n'avait pas reconnu le calcul.

N'ayant pu le mobiliser ni le repousser dans la vessie, notre confrère décide de l'extraire par la *taille périnéale*. C'est ce qu'il fait en mai 1895, après une opération qui a duré deux heures. Le calcul extrait pesait 32 grammes, il mesure 4 centimètres dans un

---

(1) Rousseau. Rapport de Bazy, *Bull. soc. de chirurgie*, 1898, p. 1100.

sens et 3 dans les deux autres. Il a une apparence phosphatique à la surface, mais comme il est éraillé, on voit que le noyau est formé par de l'acide urique.

C'est, en somme, un calcul qui, venu du rein, paraît être resté enclavé dans la prostate, peut-être à la faveur de la blennorrhagie qui, ayant atteint *l'urètre prostatique*, aurait tuméfié la muqueuse et favorisé son arrêt, ou à la faveur d'une suppuration prostatique qui aurait laissé une loge dans son épaisseur.

Les suites opératoires furent simples. Le troisième jour on remplaça les mèches dont on avait transformé la cavité, par deux gros drains, ce qui permit de retirer des débris de pierre entraînés par des lavages.

Le Dr Rousseau ne put introduire une sonde dans la vessie ; le malade se trouva assez bien cependant pour se lever et enlever les drains ; mais alors le pus recommença à couler par le méat ; il retourne chez lui.

Le malade revient voir le Dr Rousseau qui essaie de passer à nouveau une sonde et ne peut y parvenir ; mais il sent un frotte-ment qui lui indique qu'il y a de *nouveaux graviers dans l'urètre prostatique*. Comme il restait un orifice fistuleux au périnée, il fut dilaté, drainé et on put extraire les éclats de pierre et un gros calcul uratique. Une fistule recto-urétrale a persisté.

Obs. 42. — Souligoux (1) (résumée).

Calcul de l'urètre prostatique.

Un homme de 30 ans entre pour des troubles urinaires graves remontant à 2 ans. Il souffrait depuis 2 ans d'une manière à peu près continue de douleurs à l'hypogastre, au périnée, aux testicules, douleurs augmentant à chaque effort de miction qui se renouvelait très fréquemment. L'urine s'écoulait goutte à goutte, d'une façon presque continue, rouge et laissant un dépôt rougeâtre.

(1) Souligoux. *Bull. soc. de chirurgie*, 1898, p. 1101.

Jamais il n'a eu d'hématurie abondante, en revanche, les cahots de la voiture augmentaient ses douleurs.

Il aurait été soigné, dit-il, pour la pierre à l'âge *de* 5 *ans* ; mais il aurait peu souffert, sauf depuis 2 ans.

Un explorateur à boule fit constater un *frottement dur et rugueux dans la région prostatique.* Une sonde métallique pouvait passer entre le canal et la pierre et pénétrer dans la vessie. C'est ce que faisait constater le toucher rectal qui trouvait en même temps un corps dur, paraissant arrondi, au niveau de la prostate.

M. Souligoux décida de l'enlever par la taille périnéale ou plutôt par la *boutonnière périnéale.*

Il arriva, grâce à son incision, rapidement sur le calcul qu'il pensait extraire sans peine, car il pouvait le saisir facilement. Il fut obligé de renouveler souvent ses tentatives, n'aboutissant qu'à en détacher des fragments. Enfin il put arriver à l'extraire complètement, ou du moins il le crut. En effet, explorant la région prostatique, il sentit un orifice arrondi, très peu extensible, où il mit le doigt et il sentit un nouveau calcul qui lui parut aussi volumineux que le précédent et intimement adhérent à la vessie.

Après de vaines tentatives pour l'extraire, n'osant se servir du lithotriteur pour le broyer, il eut recours à la *taille hypogastrique* qui lui permit de l'extraire facilement.

Sonde à demeure, puis suture de la vessie et de l'urètre.

La plaie de la paroi abdominale pas plus que celle du périnée ne furent complètement fermées : elles furent drainées.

Les suites opératoires furent traversées par un accident qui faillit être sérieux : une hémorragie secondaire au dixième jour qui nécessita la désunion des plaies abdominale et périnéale pour aller à la recherche du point saignant qui se trouvait profondément situé dans le périnée.

Le malade est sorti de l'hôpital complètement guéri le 30 octobre.

Le calcul pèse 50 grammes, il est constitué par deux masses, l'une ayant 3 centimètres de diamètre, c'est la masse prostatique, l'autre 4 centimètres, c'est la masse vésicale reliée par une portion rétrécie qui correspondait au col vésical. Il est formé en grande partie de phosphates avec du carbonate de chaux.

Obs. 43. — Demoulin et Durand (1) (résumée).
Calcul de l'urètre prostatique.

Voici un calcul prostatique rendu spontanément par un vieillard de 75 ans atteint d'une hypertrophie considérable de la prostate.

Appelé auprès de ce malade à la fin du mois de mai dernier pour une rétention complète aiguë, je pénétrai assez facilement dans la vessie à l'aide d'une sonde béquille en caoutchouc durci. Je n'eus qu'une sensation vague d'un frottement pierreux, mais une exploration faite auparavant par M. le D' Durand lui· avait permis de percevoir nettement la *sensation tactile d'un calcul situé profondément dans l'urètre.*

Quinze jours après ma visite, suivie du port d'une sonde à demeure pendant une huitaine, les accidents de rétention qui avaient cessé se reproduisirent, cédèrent à un nouveau cathétérisme et le malade, la sonde enlevée, rendit le calcul que je vous présente.

Il a le volume d'un gros pois, est rond, couvert d'aspérités, présente un noyau brunâtre et des couches concentriques d'une teinte plus claire, d'aspect gris sale.

Obs. 44. — Guyon (2) (résumée).
Calcul cavitaire en communication avec l'urètre.

Homme de 58 ans, salle Velpeau, n° 1, qui possède un passé urinaire assez chargé. Voici son histoire résumée : à la suite de blennorrhagies multiples, il fut atteint de rétrécissement qui a entraîné une rétention complète aiguë d'urine en 1871 et qui nécessita une urétrotomie interne en 1878 à l'hôpital de Tours.

---

(1) Demoulin et Durand. *Bull. Soc. anat.*, juillet 1898.
(2) Guyon. *Ann. gén.-ur.*, 1899, p. 1.

Il fut dilaté en 1891 dans le service de mon ancien collègue Horteloup. Depuis, le malade se sondait lui-même, en janvier 1896 il se blessa avec sa sonde. Il s'ensuivit une *infiltration d'urine à forme grave*; elle fut largement incisée par l'interne de garde, M. Diriart, qui plaça un drain périnéal jusque dans la vessie ; je lui pratiquai une nouvelle urétrotomie interne le 15 juin 1896 et il sortit guéri le 17 août, quoique toujours porteur de sa fistule. Les besoins d'uriner étaient plus fréquents, dix fois le jour et autant la nuit; ses urines étaient troubles, contenant un dépôt blanc ; en somme, il se plaignait de symptômes de cystite et de la persistance gênante de sa fistule. En l'examinant attentivement à la consultation de la Terrasse, M. Cottet trouve au *toucher rectal de la crépitation dans la prostate,* crépitation produite par des corps durs, mobilisables, fuyant sous le doigt ; l'un d'eux formait, dans le lobe gauche de la prostate, un noyau volumineux, dur et saillant.

Le malade est reçu à la salle Velpeau, où je l'examine, et je constate : un canal qui admet la boule olivaire n° 18, je ne sens pas de frottement à l'aller, mais une sensation râpeuse légère au retour.

Le toucher rectal confirme l'examen de M. Cottet: le frottement constaté était bien dû à des corps durs occupant la région prostatique. L'exploration métallique ne trouve pas de calcul dans la vessie et ne fait rien sentir dans la traversée prostatique ; mais l'exploration du trajet fistuleux avec un stylet courbé donne un frottement calculeux à l'aller et au retour, le stylet pénètre librement dans la vessie.

Je prie M. Héresco, interne de la salle des hommes, de dilater le trajet et il arrive en peu de jours à placer une sonde n° 20, qu'il laisse à demeure dans le trajet jusqu'au moment de l'opération.

L'opération a été pratiquée séance tenante. On plaça un cathéter cannelé jusque dans la vessie ; la fistule fut alors largement débridée, une incision périnéale médiane tracée jusqu'à l'anus. M. Guyon s'assure par le contact métallique qu'elle conduit bien dans la cannelure du cathéter, il introduit le dilatateur dans la vessie et retire le cathéter. Après dilatation complète, le doigt sent directe-

ment le calcul dans le lobe gauche de la prostate : la cavité qui le
contient est large, en continuité complète avec l'urètre prostatique. Il semble qu'elle a été creusée dans la prostate et qu'elle est
adventice, mais rien ne la limite du côté du canal, auquel elle est
annexée. On extrait facilement le calcul avec une tenette courbe,
il est jaunâtre et gros comme une noisette. Le curettage digital
ramena 4 ou 5 petits calculs également jaunâtres et gros comme
des grains de pavot ; le doigt explora soigneusement la vessie et
reconnut, comme l'avait fait l'explorateur métallique avant l'opération, qu'elle ne contenait pas de calculs. Finalement, M. Guyon
plaça une sonde de Pezzer n° 26 jusque dans la vessie, sonde qu'on
laissa à demeure, pour assurer le drainage par le périnée. Les
suites furent excellentes ; le malade a été complètement apyré-
tique et, six jours après, on remplaça la sonde périnéale par une
sonde urétrale.

Le gros calcul a été sectionné. La surface de section est blanchâtre, le centre est plus mou que les parties périphériques. L'examen chimique, fait par M. Debains, a montré que le gros calcul et
les petits avaient une composition semblable, ils étaient constitués
par du phosphate de chaux, imprégnés d'une petite quantité de
matière organique et associés à une très faible proportion de phosphate ammoniaco-magnésien.

Obs. 45. — (Inédite.)

Calculs cavitaires en communication avec l'urètre.

Ch..., 10 ans, entre dans le service de M. le Pr Guyon le
15 août 1890.

Cet enfant avait eu de l'incontinence nocturne jusqu'à l'âge de
8 ans.

Depuis 3 ou 4 ans, la miction est de plus en plus douloureuse,
surtout à la fin, miction fréquente, toutes les heures le jour, 5 ou 6
fois la nuit.

Une première et unique hématurie détermine les parents à

conduire l'enfant à l'hôpital ; hématurie survenue sans cause appré-
ciable, peu abondante et ayant suivi une miction très douloureuse.
L'enfant, observé pendant quelques jours à l'hôpital, avait de
temps en temps de l'incontinence et continuellement des mictions
douloureuses, mais pas d'hématurie.

L'explorateur *sent facilement un calcul à l'entrée* de la vessie,
que l'on avait la sensation de repousser. Mais le toucher rectal
surtout fait apprécier l'existence d'un *énorme calcul prostatique*
fixé d'avant en arrière.

Le 4 septembre 1890, M. Segond pratique la *taille périnéale*,
enlève un premier calcul énorme, puis un deuxième plus petit,
qui s'était détaché du premier, qu'il prolongeait en arrière. Les
deux cailloux, pesant à eux deux 38 grammes, formés d'une première masse ellipsoïde, avec adjonction d'une deuxième petite
masse arrondie, ont une longueur de 4 centimètres sur une largeur
de 3 centimètres.

Une sonde, introduite directement par la plaie dans la vessie et
entourée de gaze iodoformée, est fixée dans cette situation. Lavages boriqués. Le soir, 38°.

Le 5 septembre, enlèvement de la sonde, pansement à plat,
écoulement abondaut d'urine par la plaie.

Les jours suivants, le malade n'a pas dépassé 37°,4 et toute
douleur est supprimée.

Cicatrisation absolue le 24 septembre.

Le malade, revu le 1er novembre 1890, n'a aucune douleur à la
miction, les mictions normales le jour, une ou deux fois la nuit, la
cicatrisation s'est maintenue.

Le malade, revu le 1er décembre 1890, avec une pyonéphrose
volumineuse du rein droit : traitement général.

En juillet 1891, il est revu se plaignant de signes de calcul.
Pas de calcul, mais la pyonéphrose est totalement disparue. L'état
général est relativement meilleur.

Obs. 46. — (Inédite.)

Calcul cavitaire en communication avec l'urètre.

N... Vincent, 19 ans, entré dans le service de M. le Pr Guyon, le 27 septembre 1890.

Depuis l'âge de 3 ans l'enfant avait des douleurs pendant la miction, surtout à la fin, avec fréquence exagérée.

A l'âge de 11 ans, circoncision. Depuis cet âge, il a toujours souffert en urinant, et il a de plus des douleurs rénales gauches intermittentes plus prononcées la nuit et qui ne sont pas exagérées par la marche. *Coliques néphrétiques* à plusieurs reprises avec expulsion de graviers.

Au commencement de septembre 1890, première hématurie qui dura quatre jours, très abondante en commençant, les jours suivants quelques petites hématuries jusqu'à la veille de son entrée. Ce malade se plaint surtout de mictions incessantes, douloureuses ; ses urines sont troubles, très épaisses d'odeur ammoniacale.

A l'examen, l'explorateur fait découvrir facilement l'existence d'un *gros calcul prostatique* que l'on a surtout sous le doigt par le toucher rectal.

3 octobre. — *Taille périnéale* et ablation d'un calcul qui ne peut être retiré par la plaie que par morceaux, poids 58 grammes, les morceaux rapprochés donnent un calcul unique de 5 centimètres sur 3 centimètres et demi. Sonde à demeure introduite par la plaie dans la vessie et lavages boriqués. Pansement iodoformé.

Le 4 *octobre* on enlève la sonde, pansement à plat, pas de fièvre.

Les jours suivants il passe de moins en moins d'urine par la plaie. Mictions toujours fréquentes.

18 *octobre.* — Le malade urine bien par la verge et ne perd que peu de gouttes dans le pansement.

27 *octobre.* — Il n'y a plus une seule goutte d'urine dans le pansement, mais simplement quelques gouttes de suppuration. La

miction se fait normalement par la verge avec une légère douleur à la fin, elle est encore fréquente, mais surtout les urines sont encore troubles avec un dépôt abondant de pus. En somme, pyélonéphrite avec cystique intense. M. Guyon fait faire des lavages vésicaux au nitrate d'argent tous les deux jours.

Obs. 47. — (Inédite) (1).

Calcul de l'urètre prostatique.

P... Ch..., 75 ans, 22 salle Velpeau, entré le 30 mai 1893.

Deux blennorrhagies à 18 et à 26 ans, premiers symptômes de rétrécissement à l'âge de 50 ans, le malade n'a jamais été dilaté que d'une façon intermittente. La première manifestation du côté du périnée semble remonter à sept ans. A cette date premier abcès urineux ouvert par un médecin et resté fistuleux. Dans les deux années qui suivent nouvelles collections et nouvelles fistules, si bien que le Dr Damalix pratique une opération sur le périnée et le malade guérit presque complètement. Mais 7 à 8 mois plus tard le périnée s'ouvre encore largement et c'est dans un très mauvais état que le malade entre à l'hôpital. Son état général est des plus défectueux, les urines contiennent une quantité de pus égale au tiers de leur volume total.

L'examen du canal montre qu'il existe quelques anneaux sur la paroi inférieure de la portion pénienne, mais il est impossible de franchir la portion scrotale. Le périnée est labouré de cicatrices et déformé par des fistules et des productions fibreuses qui enserrent le scrotum à deux travers de doigt, en avant de l'anus se trouve un orifice fistuleux qui permet à une sonde fine d'arriver dans la vessie où l'on constate la présence d'un calcul.

Le 8 juillet, résection de l'urètre par M. Noguès, excision et grattage de tous les trajets fistuleux.

_____

(1) Cahier du musée Guyon, p. 337.

État général assez bon pendant les cinq premiers jours. Puis aggravation subite et meurt le 16 juillet 1893.

Autopsie du 17 juillet 1893 (Baudron).

Dilatation considérable de la région prostatique qui contient plusieurs volumineux calculs phosphatiques.

Gros calcul phosphatique de la vessie.

Cystite chronique ancienne avec épaississement des parois.

Obs. 48. — (Inédite) (1).

Calcul de l'urètre prostatique.

C..., 42 ans, a présenté depuis très longtemps des phénomènes de gravelle. Ses urines contiennent souvent du sable. Il a eu plusieurs coliques néphrétiques et a expulsé déjà des petits graviers par l'urètre. Il se présente, se plaignant de difficulté dans les mictions. A l'examen le Dr Janet constate la présence d'un petit calcul logé dans l'urètre au niveau de la prostate. La boule exploratrice ayant donné une sensation de frottement, il pratique l'endoscopie urétrale et le diagnostic est confirmé. Le calcul de petit volume semble vouloir s'engager dans la lumière de l'urétroscope. En présence de ce fait, le Dr Janet fait faire à M. Gentile un petit crochet spécial (voir figure 18) destiné à contourner le calcul, à passer derrière lui et à le ramener au dehors, à pratiquer en somme l'extraction endoscopique. Rendez-vous est pris avec le malade, mais au moment de procéder à l'opération, l'examen fait voir que le calcul est retombé dans la vessie. En présence de ce fait, l'opération est ajournée pour faire la lithrotitie. Le jour de l'opération, le calcul avait réintégré sa loge urétrale, mais en faisant les premières manœuvres, il fut repoussé dans la vessie. La lithotritie fut faite immédiatement sans chloroforme, les suites furent normales. Guérison.

(1) Due à l'obligeance de M. le Dr JANET.

Obs. 49. — (Inédite) (1).

Calcul de la portion prostatique de l'urètre.

P..., âgé de 65 ans, se plaint de troubles dans les mictions.

Antécédents. — A 18 ans blennorrhagie soignée par les balsamiques.

A 25 ans, les mictions deviennent difficiles. Le jet d'urine est déformé, en tire-bouchon. A la suite d'un examen, on constate la présence d'un rétrécissement, par lequel on le dilate progressivement. Cette dilatation, menée assez loin, est continuée par le malade lui-même qui entretient un canal, en passant des sondes bougies n° 17.

Jamais de coliques néphrétiques, ni d'expulsion spontanée de petits graviers.

Les troubles dont se plaint actuellement le malade (1895) ne se sont établis que progressivement, et, jusqu'à ces dernières années, on ne peut relever que les symptômes suivants.

Par moment des douleurs au niveau des reins, assez violentes mais passagères.

De plus un état de priapisme assez accentué semble exister depuis déjà de nombreuses années. Sans être continuelles, les érections étaient très fréquentes.

L'éjaculation n'était pas douloureuse.

En 1895, au moment de l'examen par le Dr Duchastelet, les urines sont très troubles, les mictions pénibles, douloureuses, très fréquentes. Sensation de pesanteur très accentuée au niveau du périnée.

Urètre. — Sensation, rude et râpeuse surtout au niveau de la portion prostatique, mais dès que la bougie exploratrice arrive dans la portion membraneuse, elle prend déjà contact avec un calcul.

---

(1) Due à l'obligeance de M. le Dr DUCHASTELET.

L'urètre prostatique est transformé en une poche calculeuse contenant de nombreux calculs.

Opération. — Lithotritie sur place, suivie de lavage de la poche calculeuse. Suites normales.

Le malade, revu en avril 1901, semble présenter à nouveau quelques signes de calculs.

Obs. 5o. — (Personnelle.)

Calculs cavitaires en communication avec l'urètre.

Le nommé G..., 51 ans, employé des postes, entre dans le service de M. le Pr Guyon, à l'hôpital Necker, le 8 novembre 1900 (salle Velpeau, lit 13).

Il y a une vingtaine d'années, en 1881, après une nuit passée au travail, le malade a dans la matinée deux mictions *sanglantes* se renouvelant à une demi-heure d'intervalle. A ces *hématuries* succède une *rétention d'urine presque complète.* Un médecin est appelé pour sonder le malade, mais il ne peut introduire dans la vessie ni sonde, ni bougie. On applique des sangsues au périnée, on donne des grands bains. Pendant 8 heures le malade n'urine que goutte à goutte.

Pendant quelques jours, les mictions, redevenues faciles, étaient encore un peu rouges, puis tout redevient normal. Jamais le malade n'avait antérieurement présenté aucun symptôme urinaire, aucun antécédent de coliques néphrétiques. Il n'avait pas rendu de graviers. Trois ans après, en 1884, pendant un dîner, le malade est de nouveau pris de rétention ; nouvelle application de sangsues, grand bain après lequel le malade put uriner assez facilement. Il y a un peu de sang mélangé à l'urine, l'hématurie semble totale avec de petits caillots. Tous les symptômes disparaissent dans la journée.

Depuis une huitaine d'années, les mictions sont devenues plus fréquentes, mais faciles, non impérieuses, non douloureuses, sauf quelques picotements ou une légère irritation du canal quand le malade fait un écart de régime. Les urines sont un peu troubles, dans le dépôt, certains jours, le malade remarque un petit caillot de sang. La fréquence des mictions augmente toujours et le malade maigrissait beaucoup. Il va consulter M. Guyon le 23 juin 1900.

Aucun antécédent héréditaire ni personnel.

Le grand-père serait mort d'une affection vésicale que le malade ne peut préciser. Une blennorrhagie il y a 30 ans : aucun signe de tuberculose. A eu 4 enfants vivants et bien portants.

En mars 1900, poussée de rhumatisme articulaire aigu du côté de l'épaule droite avec fièvre légère à la suite duquel le malade maigrit beaucoup (22 livres, dit-il, depuis le début de l'année).

21 *juin* 1900. — Examen des urines.

Urines troubles.

Réaction acide.

Très nombreux leucocytes.

Nombreuses hématies.

Cellules d'épithélium plat.

Cristaux d'oxalate de chaux.

Nombreuses bactéries.

Rares staphylocoques.

Pas de bacilles de Koch.

M. Guyon institue un traitement médical que le malade suit exactement jusqu'à ce jour (pilules créosotées, arséniate de soude et iodoforme ; bains de sel marin, lavements belladonés, hygiène et régime).

Sous l'influence du traitement les mictions deviennent moins fréquentes toutes les deux heures au lieu de toutes les heures, le malade reprend du poids qu'il a perdu ; il retourne consulter M. Guyon le 17 octobre, quelques jours après il entre salle Velpeau.

Le 8 *novembre*, les mictions sont un peu fréquentes, toutes les demi-heures ou 2 heures le jour, 5 à 6 fois la nuit, faciles, non douloureuses. L'état général est assez bon, l'appétit conservé, les digestions faciles. Constipation habituelle cédant aux lavements, le malade n'a aucun symptôme pulmonaire, quelques sueurs nocturnes.

Examen local. — Urètre : o, aucun frottement.

Vessie: pas de rétention aucun frottement, capacité 80 grammes.
Urines : troubles.

16 *novembre*. — Examen de M. Guyon.

Prostate : côté droit, mince, souple, sans bosselures, vésicule séminale droite non sentie. A la limite des deux lobes on sent une saillie très dure s'étendant en largeur jusqu'à la branche ischio-pubienne, en longueur depuis le sommet de la prostate presque jusqu'à la base. La surface un peu inégale semble continue. La muqueuse rectale, soulevée par cette masse dure, offre une grande minceur mais une souplesse parfaite. Elle paraît glisser à la surface. *Sensation assez nette de crépitation à la pression. Dureté absolue,* pas de sensibilité. Dans toute la surface correspondante à la saillie du doigt, on ne sent aucun battement vasculaire. Le long du rectum, sur la partie latérale, on sent un battement artériel de l'importance de celui d'une petite radiale. La saillie est sentie à la profondeur d'une phalange.

17 *novembre*. — Examen uréthroscopique et cystoscopique négatif.

En retirant la sonde béquille, M. Michon *croit avoir la sensation d'un calcul.*

Examen médical. — Rien au cœur, rien aux poumons.

Examen bactériologique.	*Examen chimique.*	
Urines uniformément troubles un peu hématuriques.	Quantité 1 250 centimètres cubes.	
	Urines troubles, abondant dépôt.	
Leucocytes.	Couleur	o
Hématies.	Odeur	o
Épithélium dégénéré.	Réaction alcaline	
Nombreuses bactéries.	Densité 1 018	
Pas de bacilles de Koch.	Urée par litre 16,60, en 24 h. 20,80	
	Chlorures 12,10	15,10
	Ac. phosphorique 1,50	1,87
	Albumine traces	
	Glucose. . . . . } o	
	Pigments biliaires. . }	

22 *novembre*. — Sous chloroforme : une bougie introduite dans l'urètre *donne nettement la sensation du calcul.*

Taille périnéale sur conducteur et après dilatation de l'urètre extraction manuelle complétée à la curette de calculs phosphatiques englobant un gros noyau urique. Lavage de la poche prostatique. Sonde de Pezzer.

Le 26 *novembre,* on enlève la sonde de Pezzer et on met une sonde urétrale à demeure.

Le 30 *novembre.* — La plaie étant presque complètement fermée on touche le malade pour voir s'il ne fait pas de rétention de pus dans la poche prostatique, la région est très souple et sa cicatrisation régulière.

Le 3 *décembre.* — On enlève la sonde urétrale, l'urine ne coule que par la verge, la plaie périnéale est presque complètement fermée. Un peu de fièvre au soir 38°2.

Le 5 *décembre.* — Prostate absolument souple, rien d'anormal, la fièvre augmentant 38°,8, on remet la sonde à demeure.

Le 7 *décembre.* — Examen de M. Guyon. Prostate : o, souple.

Le 8 *décembre.* — La fièvre est tombée depuis hier soir ; on enlève la sonde à demeure qui est très difficilement supportée par le malade.

Le 12 *décembre.* — Le malade urine sans sonde, plus de fièvre.

Le 15 *décembre.* — Exeat.

Obs. 51. — (Personnelle.)

Calculs cavitaires en communication avec l'urètre.

Le nommé D..., 66 ans, sans profession, entre le 1er janvier 1901 dans le service de M. le Prof Guyon, salle Velpeau, lit n° 20.

Jamais de blennorrhagie. Le malade vient consulter pour la première fois en 1876 pour cystite avec calculs et pour orchite.

En 1893, le malade revient consulter à la Terrasse, mictions fréquentes le jour toutes les heures, la nuit toutes les 4 heures, douloureuses à la fin, pas d'hématurie, la voiture, l'omnibus, le train augmentent tous ces symptômes. Les urines sont très troubles et renferment parfois des graviers. On traite le malade par des lavages de la vessie, on trouve alors quelques calculs petits.

De 1893 à 1900, le malade se fait des lavages chez lui et vient de temps à autre à la Terrasse.

État actuel. Mictions la nuit 3 à 4 fois, le jour toutes les 2 heures non douloureuses, le jet est parfois lent et interrompu, le malade est parfois obligé d'attendre. Les urines sont troubles.

L'exploration de l'urètre donne la sensation d'un corps dur en traversant la prostate. La prostate est un peu grosse, près de la base, masse dure saillante du volume d'une noisette.

Le 18 *janvier* 1901. — Examen. Urètre libre jusqu'à la prostate où l'on est arrêté un moment. On a la sensation d'un calcul immédiatement avant le col de la vessie.

Le malade n'ayant pas uriné depuis une demi-heure, on passe l'explorateur 22. La sonde béquille ne donne pas la moindre sensation. On retire 80 centimètres cubes d'urine trouble. Les premières gouttes sont plus purulentes. Vessie : bonne capacité, non sensible, exploration métallique négative. Prostate petite de consistance normale sauf à la partie médiane où l'on trouve au bord supérieur un noyau dur de la grosseur d'une petite bille. Cette masse dure et crépitante fait fortement saillie dans le rectum.

Le 4 *février*. — Taille prérectale. Incision sur la prostate, on extrait de la prostate plusieurs calculs noirâtres et durs.

Les suites de l'opération furent normales.

Le 25 *février* 1901. Le malade sort guéri.

CONCLUSIONS

I. — Les calculs de la région prostatique doivent être divisés en deux classes.

1° Les calculs de l'urètre prostatique qui ne sont que des calculs urinaires. Ils peuvent d'ailleurs, secondairement se loger dans le tissu de la prostate où ils atteignent un volume plus ou moins considérable.

2° Les calculs de la prostate proprement dits, qui sont dus à l'agglomération de concrétions intraprostatiques et à la précipitation de sels de chaux dans les culs-de-sac de la glande, consécutivement à une infection atténuée de l'organe. — Ces calculs primitivement intraprostatiques peuvent secondairement faire saillie dans le canal urétral.

II. — Au point de vue symptomatique les seuls signes caractéristiques des calculs développés dans la prostate sont le *frottement calculeux* perçu au cours d'une exploration de l'urètre, ou bien la *crépitation* constatée par le toucher rectal et due à la *collision* de concrétions multiples.

Le volume excessif et la grande dureté de la prostate ne sont pas des signes pathognomoniques de calculose prostatique.

III. — La taille périnéale est l'opération de choix.

La communication si habituelle des calculs prostatiques avec l'urètre postérieur, et la facilité si grande de la cicatrisation des plaies de la taille périnéale doivent faire préférer la voie urétrale.

On peut pénétrer dans l'urètre prostatique par la dilatation périnéale ou par la taille prérectale.

Cette dernière opération doit toujours être préférée quand les calculs sont volumineux; elle est également indiquée quand le périnée est épais, comme chez les sujets gras.

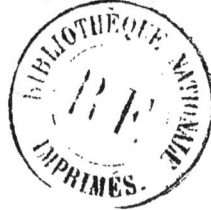

BIBLIOGRAPHIE

ADAMS. — *Anatomy and diseases of the prostate gland*. London, 1853, 2e édit., p. 158.

ALBARRAN. — Maladies de la prostate, in LE DENTU et DELBET, *Traité de chir.*, t. IX, 1900, p. 579.

AMUSSAT. — *Leçons sur les rétentions d'urine*. Paris, 1832.

ASTLEY COOPER. — Trois cas de calculs de l'urètre prostatique. *Surgical lectures*, 1825, vol. II, p. 295.

BARKER. — *Transactions of the prov. med. and surgical association*, 1847.

BAZY. — *Société de chirurgie*, 1898.

BÉRAUD. — Maladies de la prostate. *Thèse*, Paris, 1857.

BLANDIN. — Calcul prostato-vésical. *Journ. hebd. de méd.*, t. I.

BRODIE (B.). — Calculs logés dans un sac prostatique. *Urinary organs,* nouvelle édition, p. 362.

BONNAFOND. — *Union médicale*, 1852, p. 506.

BOUISSON. — *Gazette médicale*, 1855, p. 789.

BOURDILLAT. — Calculs de l'urètre. *Thèse*, Paris, 1869.

CAMUS. — Calculs prostatiques. *Bull. soc. anat.*, 1830, p. 27.

CHESTON. — Calcul de l'urètre postérieur. *Med. Records and Researches*, 198, p. 1763.

CHOPART. — Maladies des voies urinaires. Paris, 1830.

CIVIALE. — Traitement médical de la gravelle. Paris.

  —   Traité pratique sur les mal. des org. génit. urin., t. III, p. 81 et 344, 1838.

CIVIALE. — Un cas de calcul vésico-prostatique. *Lancette française,* 1837, p. 301.

CÔME (Frère). — Nouvelle méthode pour extraire la pierre de la vessie. 1779.

CROSSE. — On a treatise on the formation, constituents and extraction of urinary calculus. London, 1835, p. 26.

CRUVEILHIER (J.). — *Anatomie pathologique du corps humain.* Paris, 1852-1862, livraisons 17, 22, 26, 30, avec planches.

DEMARQUAY. — Nouveau procédé opératoire pour l'extraction des calculs de la prostate. In *Bull. Soc. chir.*, 1852.

DESNOS. — Traitement des calculs prostatiques. *Assoc. franc. d'urologie*, 1898, p. 379.

— In *Dictionnaire Dechambre*, t. LXXIX, p. 500.

DEVIN. — *Thèse*, Paris, 1875.

DOUGLAS (Jacques). — *Act. erud. Lips.*, année 1707, février.

DROUINEAU. — *Gazette des hôpitaux,* 1867.

DUBOUCHET. — Mal. des voies urinaires, 1842. p. 100.

DUPUYTREN. — *Clinique chirurgicale,* t. IV, p. 720.

— *Dictionn. des sciences médicales,* t. 45. p. 478.

FERGUSSON. — *The Lancet,* 1848, p. 91.

— *The Lancet,* 1849, p. 552.

FLEURY. — *Union médicale,* 1851.

GALIPPE. — *France médicale,* 1886, t. II, p. 1049.

GOLDING BIRD. — *Dublin medical press.,* 1847.

GOYRAND. — Calcul de la prostate. *Journ. des conn. méd.*, 1850-51, p. 85.

GROSS. — Calcul de l'urètre prostatique. *Gazette médicale de Strasbourg,* 8 janvier 1873.

GUTERBOCK. — Harn und männliche Geschlechtsorgane, v. II, 1894.

GUYON. — Des calculs de la région prostatique. *Ann. gén.-urin.*, 1899, p. 1.

HOME (Sir EVERARD). — Practical observation on the treatment of the diseases of the prostate gland. London, 1811-1813.

HUGIER. — *Société de chirurgie,* 1859.

JEAN. — *Bull. Soc. anat.*, 1878, p. 102.

LARCHER. — *Bull. Soc. anat.*, 1834, p. 218.

LAUNOIS. — De l'appareil urinaire des vieillards. *Thèse*, Paris, 1885.

LEBERT. — Concrétions phosphatiques. In *Traité d'anat. pathol.* Paris, 1855.

LE FORT. — Calculs de la prostate. *Bull. Soc. chirurgie*, 24 juin 1874.

LEGUEU. — Des calculs de la région prostatique de l'urètre. *Ann. génit.-ur.*, septembre 1895, p. 769.

LENOIR. — *Union médicale*, 1850, p. 11.

LEROY (d'Étiolles). — *Bull. Soc. anat.*, 1860, p. 220.

LISTON. — Calcul de l'urètre prostatique. *The Lancet*, octobre 1843.

LIVINGSTONE. — Essays and observations, vol. III, p. 546, 1771.

LONGUET. — *Bull. Soc. anat.*, février 1874, p. 131.

LOSS (FRÉDÉRIC). — *Obs. méd.*, t. I, p. 83.

LOUIS. — Mémoire sur les pierres urinaires. *Acad. roy. de chir.*, Paris, 1747, t. III. p. 333.

MALTESTE. — Des calculs de la prostate. *Thèse*, Paris, 1876.

MARCELLUS DONATUS. — De re medica hist. mi vib., t. IV, c. 30, 1586.

MARCET. — Essai sur l'histoire chimique des calculs et sur le traitement médical des affections calculeuses. *Thèse*, Paris, 1833.

MARJOLIN. — *Société de chirurgie*, 1868.

MÉLISSON. — Calculs hors de la vessie. *Thèse*, Paris, 1873.

MÉNAGÉ. — Calculs de la prostate. *Thèse*, Paris, 1880.

MERCIER. — *Trait. des mal. des org. génit. urin.*, 1856, p. 606.

MORGAGNI. — Adversaria anatomica, 24e lettre, p. 180, p. 404, 42e lettre, p. 500 et 598.

MOTZ. — Struct. hist. de l'hyper. prost. *Thèse*, Paris, 1896.

NÉLATON. — Pathologie chirurgicale, t. IV.

ORDONNEZ. — Recherches sur la structure et la composition des calculs prostatiques. In *Thèse* de DODEUIL., 1866.

PASTEAU (O.). — Étude sur les calculs de la prostate (anatomie pathologique, pathogénie). *Ann. génit.-urin.*, avril 1901, p. 416.

PAULEZKY. — Amylaceous corpuscules in the prostate, in *Virchow's arch. f. path. anat.*, Band XIV, 1, 2, 1858.

PICARD. — *Traité des maladies de la prostate*, 1877, p. 242.

POHL. — Prostates affectées d'un calcul, 1737.

POUSSON. — Précis des mal. des voies urin., 1899, p. 368.

QUEKETT (M.). — Constitution chimique des calculs. In JOH. ADAMS. *The anatomy and diseases the prostate gland*, 2ᵉ édition, 1853, p. 158.

RECLUS. — Calculs multiples de l'urètre prostatique. In rapport de la *Soc. de chirurgie*, 21 octobre 1885.

RICHELOT. — *Ann. génit.-urin.*, 1885.

ROBIN. — *Traité des humeurs*, p. 447, 2ᵉ édit. Paris, 1874.

— *Bull. Soc. anat.*, 1873. p. 43.

SCARPA. — *Traité de l'opération de la taille*, 1826, p. 177.

SEGOND. — Des abcès chauds de la prostate. *Thèse*, Paris, 1880.

SOULIGOUX. — *Bull. et mém. de la Soc. de chir.*, décembre 1898.

THOMPSON (Sir H.). — *Traité pratique des mal. des voies urin.*, trad. franç., 1881, p. 783.

VELPEAU. — *Dictionn. de médecine* en 30 volumes, art. Prostate.

VIDAL. — Traité de pathologie, t. IV, p. 632. In *Journal des conn. méd.*, 1850.

VOILLEMIER et LE DENTU. — Mal. des voies urin., t. II, p. 165.

VOISIN. — *Gazette médicale*, 1836, p. 373.

VON FRISCH. — Les maladies de la prostate, p. 187.

WARNER. — *Philosophical transactions*, vol. II, p. 304.

WOLLASTON. - Composition chimique des calculs. *Werhandlungen der physikalisch medicinischen Gesellschaft in Würzburg*, 1852, t. II, p. 52.

TABLE DES MATIÈRES

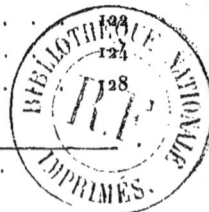

CHARTRES. — IMPRIMERIE DURAND, RUE FULBERT.

www.ingramcontent.com/pod-product-compliance
Lightning Source LLC
Chambersburg PA
CBHW071154200326
41519CB00018B/5220